ANNEGRET & ROLF HOFMANN

FRAUEN MEDIZIN MÄNNER MEDIZIN

DER KLEINE UNTERSCHIED IST GRÖSSER ALS GEDACHT

Revolutionäres Wissen, warum Frauen un[illegible] gesundh[illegible] unterschied[illegible]

GOLDEGG

Umschlagrechte: Abbildung: elena 3567/ Adobe Stock
Umschlaggestaltung: Kathrin Steigerwald, Hamburg
Rechte Autorenfotos: © Annegret Hofmann/Rolf Hofmann

Der Verlag und seine Autorinnen sind für Reaktionen, Hinweise oder Meinungen dankbar. Bitte wenden Sie sich diesbezüglich an verlag@goldegg-verlag.com.

Der Goldegg Verlag achtet bei seinen Büchern und Magazinen auf nachhaltiges Produzieren. Goldegg Bücher sind umweltfreundlich produziert und orientieren sich in Materialien, Herstellungsorten, Arbeitsbedingungen und Produktionsformen an den Bedürfnissen von Gesellschaft und Umwelt.

ISBN: 978-3-99060-213-3

Unter den Linden 21 • D-10117 Berlin
Telefon: +49 800 505 43 76-0

Goldegg Verlag GmbH, Österreich
Mommsengasse 4/2 • A-1040 Wien
Telefon: +43 1 505 43 76-0

E-Mail: office@goldegg-verlag.com
www.goldegg-verlag.com

Layout, Satz und Herstellung: Goldegg Verlag GmbH, Wien
Printed in the EU

Annegret Hofmann, Rolf Hofmann

Frauenmedizin | Männermedizin

INHALTSVERZEICHNIS

FRAUENMEDIZIN – MÄNNERMEDIZIN UND DER GAR NICHT SO KLEINE UNTERSCHIED

Manchmal lenkt ein Zufall unser Leben in neue Bahnen, richtet unsere Interessen neu aus. Mein Interesse am Thema »Frauenmedizin und Männermedizin« wäre sicher nicht geweckt worden, wenn ich als Wissenschaftsjournalist nicht vor Jahren auf einer für mich recht langweiligen Tagung gewesen wäre. Es ging um die Kosten unseres Gesundheitssystems. Mein Nachbar, ein etwas älterer Kollege, verfolgte die Zahlen, die mich langweilten, mit sichtlicher Spannung. »Reförmchen! Nichts als Reförmchen!«, meinte er. In der Pause ging ich mit zwei Tassen Kaffee auf ihn zu und fragte, was er zu kritisieren habe.

»Bringen nichts, alle diese sogenannten Reformen. Wenn wir nicht so weitermachten wie bisher, bräuchten wir keine Zuzahlungen, keine Eigenbeteiligung, keine Reformen der Reformen. Wir müssten nur nicht im Durchschnitt sechzehn Mal im Jahr zum Arzt gehen, sondern nur dreimal, wie in Norwegen. Wir müssten nur ähnliche Arzneimittelpreise zahlen wie die Italiener. Wir müssten nur die Erfahrungen unserer Großmütter in der Behandlung leichter Erkrankungen wieder nutzbar machen. Und vor allem: *Wir müssten es lernen, Frauen so zu behandeln wie Frauen, Männer so wie Männer, Greise wie Greise und Kinder wie Kinder. Dann könnten wir Milliarden einsparen, viele Milliarden.* Das wäre dann Geld für die Hochleistungsmedizin, die wir dann bei Bedarf für alle und jeden bereitstellen könnten …«

Der Mann hatte mich neugierig gemacht. Was steckte hinter dieser Überlegung? Zu Hause angekommen, begann ich zu recherchieren.

Vor dem Dilemma steht jeder Arzt: Ist die Diagnose falsch, wird die Therapie kaum die richtige sein. Ist die Diagnose richtig, kann die Therapie dennoch falsch sein. Damit beide Fälle nicht eintreten, studieren angehende Medizinerinnen und Mediziner in der Regel fünf Jahre, absolvieren die verschiedensten Praktika und durchlaufen dann noch eine Facharztausbildung. Doch was sie da studieren, lässt in der Regel etwas völlig außer Acht, was jeder heranwachsende Mensch mehr oder weniger leidvoll in der Pubertät lernt: Es gibt ohne Zweifel verschiedene Arten von Menschen: Frauen, Männer, Menschen nicht binären Geschlechts.

Es verblüfft einigermaßen, dass die Geschlechter in der Ausbildung kaum eine Rolle spielen, beinhaltet doch jedes populäre medizinische Nachschlagewerk zumindest zwei Tafeln von Menschen – Männlein und Weiblein. Doch dass die Unterschiede zwischen beiden sich nicht nur auf die Geschlechts- bzw. Fortpflanzungsorgane beziehen, hat die Schulmedizin jahrzehntelang sträflich vernachlässigt.

Von der Gendermedizin hatte ich schon gehört. Immerhin war meine Frau damals gerade dabei, ein spannendes Netzwerk von Wissenschaftlerinnen und Wissenschaftlern aufzubauen, die sich mit diesen Unterschieden zwischen den Geschlechtern vom Standpunkt der Medizin aus beschäftigten. Zunächst hatte ich das für nicht so besonders aufschlussreich gehalten. Das wurde jetzt anders.

Machen wir uns also gemeinsam auf die Suche nach dem, was die Geschlechter so unterscheidet ...

ROLF HOFMANN

Medizinjournalistin bin ich schon seit vielen Jahren. Und quasi ins kalte Wasser gesprungen mit einem Interview zur Lebertransplantation. Das war Mitte der 80er Jahre. Mein Gesprächspartner war ein hochgelobter Mediziner der Berliner Charité, der erste, der diese Organverpflanzung in der DDR und überhaupt den Ländern des Ostens vorgenommen hatte.

Obwohl ich als Kind durchaus den Wunsch hatte, Medizin zu studieren, eine geliebte Patentante war Vorbild, zog ich doch dann die »softeren« Fächer vor, studierte Journalistik, war Redakteurin bei einer Tageszeitung und später freie Journalistin. Soziale Themen lagen mir, da war der Weg zur Medizin nicht sehr weit. Aber gleich Lebertransplantation? So viel Naturwissenschaft? Es ging gut aus, es machte mir Spaß, vor allem ja deshalb, weil Medizin und Soziales irgendwie nicht zu trennen sind. Das sehe ich noch heute so.

In den 90er Jahren bekamen wir im Team unseres ambitionierten Projekts einer Frauenzeitschrift erste Anstöße: Frauen sind Gesundheitsmanagerinnen – ihrer selbst, der Familie, des Umfelds. Sie sorgen sich um Gesundheit, nicht nur für sich selbst, sondern für den Partner, die Familie, den Freundeskreis. In dieser Zeit begegnete mir auch Anna Fischer-Dückelmann zum ersten Mal – im Antiquariat, auf dekorativem Jugendstilbuchdeckel. »Die Frau als Hausärztin« war vor mehr als hundert Jahren das, was wir heute einen »Bestseller« nennen. Und die Autorin war zumindest damals, auch wenn das nicht all ihre Zeitgenossen so sahen, eine Powerfrau. In der K.-u.-k.-Monarchie geboren, hatte sie in der Schweiz, nur dort war es möglich, Medizin studiert und promoviert, war eine der ersten praktizierenden Ärztinnen in Deutschland, im prominenten Villenviertel Loschwitz, hoch über der Elbe in Dresden. Sie behandelte Frauen und Kinder, nur das gestanden ihr ihre männlichen Berufskollegen zu. Die Intention Anna Fischer-Dückelmanns, Frauen sollten ihren Ärzten auf Augenhöhe begegnen können, sollten mehr über ihren Körper, über Krankheit und Gesundheit wissen, begeisterte uns. Sie wurde Namensgeberin für unser *anna fischer project*, aus dem alles weitere entstand.

Ich lernte in dieser Zeit engagierte Ärztinnen – und Ärzte! – kennen, die die gesundheitliche Fehlversorgung vor allem von Frauen thematisierten, las von den Bemühungen US-amerikanischer Wissenschaftlerinnen, solche Themen weiter vorn in der Forschungsagenda zu platzieren. Spannend! Sie sahen schärfer als andere, dass nicht nur die Biologie, sondern ebenso gesellschaftliches Umfeld, Bildung und vieles andere mehr nicht nur die Gesundheit und die Krankheiten von Frauen, sondern auch von Männern beeinflussen. Unterschiede müssen beachtet werden!

Es gelang uns, ein Netzwerk interessierter Ärztinnen und Ärzte, Wissenschaftlerinnen und Wissenschaftler, gleich von Beginn an international, ins Leben zu rufen. Ich konnte an Tagungen und Konferenzen nicht nur teilnehmen, wir organisierten sie auch, entwickelten gemeinsame Projekte. Unser Newsletter erscheint inzwischen seit mehr als zwölf Jahren.

Wir konnten einen Prozess mitgestalten, der die Medizin Schritt für Schritt verändert. Gendermedizin, das ist beste Medizin für sie und ihn, für Alt und Jung, so haben wir einmal eine Tagung überschrieben. Eine andere: »See the Difference«.

Ich bin davon überzeugt, und das hat dann nur noch indirekt etwas mit Medizin zu tun, dass in den Verschiedenheiten von Menschen, Männern, Frauen, Geschlechtern, Ethnien, Hautfarben, in den Dingen, wie wir die Welt betrachten, unsere Chancen und die unserer Gesellschaften liegen. Dies zu sehen und daraus keine Wertigkeit zu folgern, sondern zu akzeptieren und nach Kräften zu fördern, ist unsere Stärke als Menschen.

Ein kleiner Hinweis vor dem Lesen: Die Zitate auf den folgenden Seiten stammen, wenn nicht anders ausgewiesen, aus unseren Interviews mit Expertinnen und Experten. Ihnen und allen Gesprächspartnerinnen und Gesprächspartnern aus unserem Netzwerk, aus Medizin und Forschung möchten wir vor allem herzlich danken, großes Daumendrücken für Ihr tolles Engagement in Sachen Gendermedizin! Dank auch dem Goldegg Verlag und unserer Lektorin, Verena Minoggio-

Weixlbaumer, für die konstruktiven Anregungen beim Bewältigen der Materie!

ANNEGRET HOFMANN

SIE UND ER: KLEINE ODER GROSSE UNTERSCHIEDE?

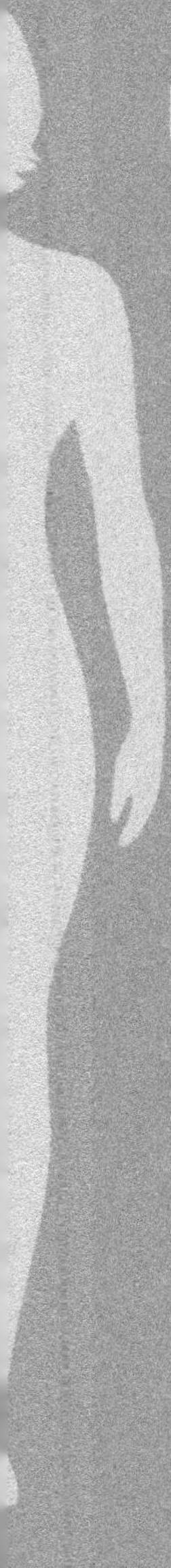

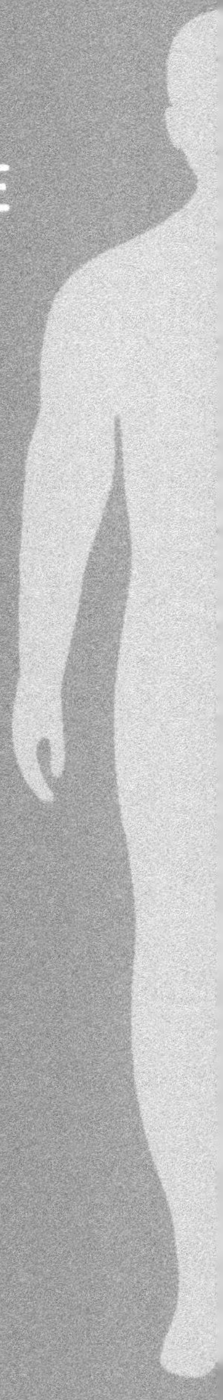

Haben Sie eine schlüssige Erklärung dafür, warum Frauen und Männer ihre Pullover unterschiedlich ausziehen? Die Netzgemeinde hat dieses wie ähnliche Themen schon aufgegriffen und debattiert erbittert. Männliche wie weibliche Teilnehmer eines Nürnberger Jugend-forscht-Projekts haben vor einigen Jahren versucht, Begründungen dafür anzubieten, aber überzeugend sind sie alle nicht. Männer fassen nach hinten, um das gute Stück unter Nichtbeachtung der Frisur (Achtung: männlich) umständlich abzustreifen, Frauen greifen nach unten an den Pulloverrand, um sich der Strickware schnell zu entledigen (Achtung: weiblich, sieht eleganter aus, zudem – angeblich – rascheres Bewältigen der Dunkelphase). Der Klärungsprozess ist noch nicht abgeschlossen …

Vielleicht steckt dieses Vorgehen in den Genen, ist angeboren, biologisch determiniert, dass Männer und Frauen diese »Aufgabe« unterschiedlich bewältigen, vielleicht ist es psychisch, in den einzelnen Persönlichkeiten zu finden oder sozial bedingt, vielleicht hat es auch eine kulturelle, ethnische Komponente. Ernsthafte Geschlechterdebatten werden heute jedenfalls mit einem bio-psycho-sozio-kulturellen Hintergrund diskutiert: Was in uns hat biologische Ursachen, was psychische, was ist erlernt, anerzogen, vielleicht gar eingeredet?

All diese verschiedenen bio-psycho-sozio-kulturellen Aspekte spielen zunehmend eine Rolle bei den Forschungen, insbesondere in jenen Wissenschaften, die sich mit dem Leben des Menschen beschäftigen, vor allem aber auch in der zu den Lebenswissenschaften – Life Science – gehörenden Medizin. Welche biologischen, psychologischen, sozialen Unterschiede gibt es zwischen Mann und Frau, zwischen den Geschlechtern und welche Rolle spielen sie für Gesundheit und Krankheit, für die Diagnose und Therapie von Krankheiten, für Prävention und Rehabilitation? Es geht, um es auf einen Begriff zu bringen, um eine geschlechtersensible Medizin, um Gendermedizin.

Der Begriff selbst ist zunächst einmal erklärungsbedürftig. Er kommt aus dem Englischen – Gender bezeichnet das soziale Geschlecht, Sex das biologische.

DER »WOHLGEFORMTE MENSCH« – DIE GESCHLECHTERFRAGE VERÄNDERT DIE MEDIZIN

Was auf den ersten Blick wie eine Diskussion unter Fachleuten aussieht, hat Auswirkungen auf uns alle, ob Frau oder Mann, ob Kind oder Greis, wen auch immer. Welche sind die richtigen Maßnahmen zur Verhütung von Erkrankungen? Trifft mein Arzt, meine Ärztin die richtige Diagnose, wenn ich zu ihm, zu ihr gehe, und behandelt er, sie mich dann richtig? Stellt die Pharmaindustrie auch geeignete Medikamente bereit, damit ich optimal therapiert werden kann? Und haben Mediziner überhaupt das notwendige Wissen?

Kennen Sie den »vitruvianischen Menschen«? Es ist die zeichnerische Darstellung eines Menschen mit ausgestreckten Extremitäten, Armen, Beinen, in zwei sich überlagernden Positionen. Meisterhaft hat Leonardo da Vinci Körperbau und Proportionen dargestellt. Der Künstler bezieht sich hierbei auf die Schilderungen und Darstellungen des antiken römischen Architekten Vitruvius und seine Theorie des »wohlgeformten Menschen«. Die Version da Vincis ist uns heute, so die Auslegung, Symbol seines Ordnungsdenkens und der Ästhetik der Renaissance. Im Original ist das Bild in der Galleria dell' Accademia in Venedig zu sehen. Und sie ist zudem eine populäre, häufig adaptierte, in allen möglichen Variationen zu findende Figur. Die italienische Eineuromünze zeigt sie auf ihrer Rückseite.

Der vitruvianische Mensch ist das klassische Ideal der Harmonie des gesunden Körpers – und stellt, unverkennbar, einen Mann dar. Schließlich war der Mann für die Medizin über Jahrhunderte hinweg das Maß der Dinge, sei es in Krankheitsbeschreibungen oder Therapieempfehlungen. Bis ins 18. Jahrhundert hinein hielt sich im Abendland die Vorstellung von der Gleichgeschlechtlichkeit von Männern und Frauen. Das bedeutete keineswegs die Gleichheit von Mann und Frau, vielmehr galt die Frau als unvollkommene Kopie des Mannes. Noch heute finden sich in medizinischen Lehrbüchern Kapitel, die den Herzinfarkt bei Frauen als »atypisch«, als Ausnahme von der Regel beschreiben. Die wissenschaftlichen Fakten sprechen längst eine andere Sprache.

NICHT VOM ANDEREN STERN, ABER »ZWEI VÖLLIG UNTERSCHIEDLICHE KATEGORIEN«

Vor mehr als zehn Jahren legte eine Forschergruppe am Münchner Helmholtz-Zentrum Studienergebnisse vor, die sogar die Fachwelt verblüfften. Die Wissenschaftler untersuchten das menschliche Blutserum und werteten dabei Daten von 131 Verbindungen, die sich auf den Stoffwechsel auswirken, z. B. Fette, Aminosäuren, Esterverbindungen, von mehr als 3.000 Frauen und Männern aus. Was sie fanden, war eine Sensation: Diese chemischen Umwandlungsprozesse in den Körpern von Männern und Frauen sind deutlich unterschiedlich. Selbst für den Leiter der Forschungsgruppe, den erfahrenen Zellbiologen Thomas Illig, war das ein Ergebnis, das er nicht für möglich gehalten hatte. Er sprach davon, dass Männer und Frauen »molekular zwei völlig unterschiedlichen Kategorien zuzuordnen« seien. Mit diesen Erkenntnissen könne die Entstehung großer Volkskrankheiten besser verstanden werden. Der Wissenschaftler meinte in einem Gespräch mit uns, dass dies ein Umdenken in der medizinischen Forschung bedeuten werde, das ziemlich umfassende Veränderungen bei Pharmaentwicklung, Prävention, Früherkennung, Diagnostik, Therapie, Nachsorge zur Folge haben müsse.

Nun könnte man annehmen, solche Forschungsergebnisse lösten etwas Veränderndes, vielleicht sogar Revolutionäres aus. Neue wissenschaftliche Aufgabenstellungen, Forschungsprojekte, neue Programme, neue Medikamente, Behandlungsstrategien ... Tempo machen!

Leider nicht. Veränderungen brauchen offenbar ihre Zeit, Revolutionen auch.

DIE EINFACHSTE FRAGE WIRD OFT NICHT GESTELLT

Die Medizin ermittelt Details einer Erkrankung mit den unterschiedlichsten Untersuchungen. Sie nutzt aufwendige Techniken, wie Magnetresonanz- und Computertomographie, verfügt über leistungsfähige Datenspeicher und Digitalisierungsprogramme, ausgeklügelte Laborsysteme, anspruchsvolle Beatmungstechnik, diskutiert in hochkarätigen Fachgremien, wie zum Beispiel den Tumorkonferenzen, schwierige Fälle.

Petra Thürmann ist häufig in solchen Gremien dabei. Die Pharmakologin ist Mitglied des deutschen Sachverständigenrates zur Begutachtung der Entwicklung im Gesundheitswesen und engagierte Vertreterin einer geschlechtersensiblen Medizin. Sie weiß aus ihrer Erfahrung, dass die einfachste differenzierende Frage oft gar nicht gestellt wird: die nach dem Geschlecht.

Weil ja alles offenbar ganz einfach ist.

»Wozu jetzt Gendermedizin? Wir haben doch die Gynäkologie«, so fragte einer unserer Kollegen, ein erfahrener Medizinjournalist, vor einigen Jahren auf einer unserer ersten Pressekonferenzen zu diesem Thema. Das mag er ein wenig provokant gemeint haben, doch nach wie vor denken viele Menschen bei dem Begriff »Gendermedizin« sofort an »Frauenmedizin«. Leider auch Ärztinnen und Ärzte und Menschen, die es aufgrund ihres beruflichen Hintergrunds besser wissen sollten.

Unbestritten ist natürlich, dass es vor allem Erkrankungen der Frauen sind, die bisher zu wenig erforscht sind. Warum das so ist, hat mit der Geschichte der Medizin zu tun, in deren vielhundertjährigem Verlauf immer der Mann das Maß der Dinge war, eben der vitruvianische Mensch. Religionen, auch die christliche, haben diesen »Alleinvertretungsanspruch« weiter untermauert.

ALTHERGEBRACHTE DENKMUSTER AUF DEN PRÜFSTAND

In unserer Erfahrungswelt sind viele Erkrankungen bestimmten Geschlechtern zugeordnet. So gelten Brustkrebs und Osteoporose noch immer als »Frauenkrankheiten«. Dabei erkranken in Deutschland jedes Jahr bis zu 600 Männer an einem Mammakarzinom. Eine Zahl, die immerhin Grund genug für die Deutsche Gesellschaft für Urologie e. V. (DGU) ist, Männer zu regelmäßiger Selbstkontrolle aufzufordern.

Ein gesetzliches Früherkennungsprogramm gibt es für das männliche Mammakarzinom allerdings nicht. Warum? Fachgremien müssen Früherkennungsprogramme, die ja wieder viel Geld kosten, als relevant akzeptieren, und dafür ist die bisher ermittelte Zahl der erkrankten Männer wohl zu gering. Noch dazu stehen gesundheitliche Vorsorge und Prävention bei Männern in der Prioritätenliste wahrlich nicht vorn. Würden sie ohne zwingenden Grund zu einer solchen Maßnahme hingehen? Eher nicht. Auch hier sind differenzierte Konzepte gefragt.

Meine Krankheit – Deine auch?

Einige Beispiele für Unterschiede bei Erkrankungen, für deren Erkennung und Behandlung das Geschlecht eine Rolle spielt:

Herzinfarkt: Bei Frauen wird ein Herzinfarkt oft erst zu spät erkannt; auch weil sie andere Symptome als die bekannten beschreiben und der Arzt diese Erkrankung deshalb bei ihnen einfach nicht vermutet. Ein Schlaganfall zeigt sich bei Frauen ebenfalls oft anders als bei Männern.

Diabetes: Bei dieser Erkrankung lässt sich der Blutzucker bei Frauen schwerer einstellen als bei Männern.

Depressionen: Diese psychische Erkrankung, die man in der Regel Frauen zuspricht, betrifft häufig auch Männer. Sie haben andere Symptome.

Schmerzen: Schmerzwahrnehmung und -empfinden sind bei den Geschlechtern unterschiedlich.

Osteoporose: Sie gilt landläufig als Frauenkrankheit. Aber etwa ein Viertel der Osteoporose-Fälle betrifft Männer.

HYSTERIE, »WEIBLICHER SCHWACHSINN« UND DIE ANGST VOR DER KONKURRENZ

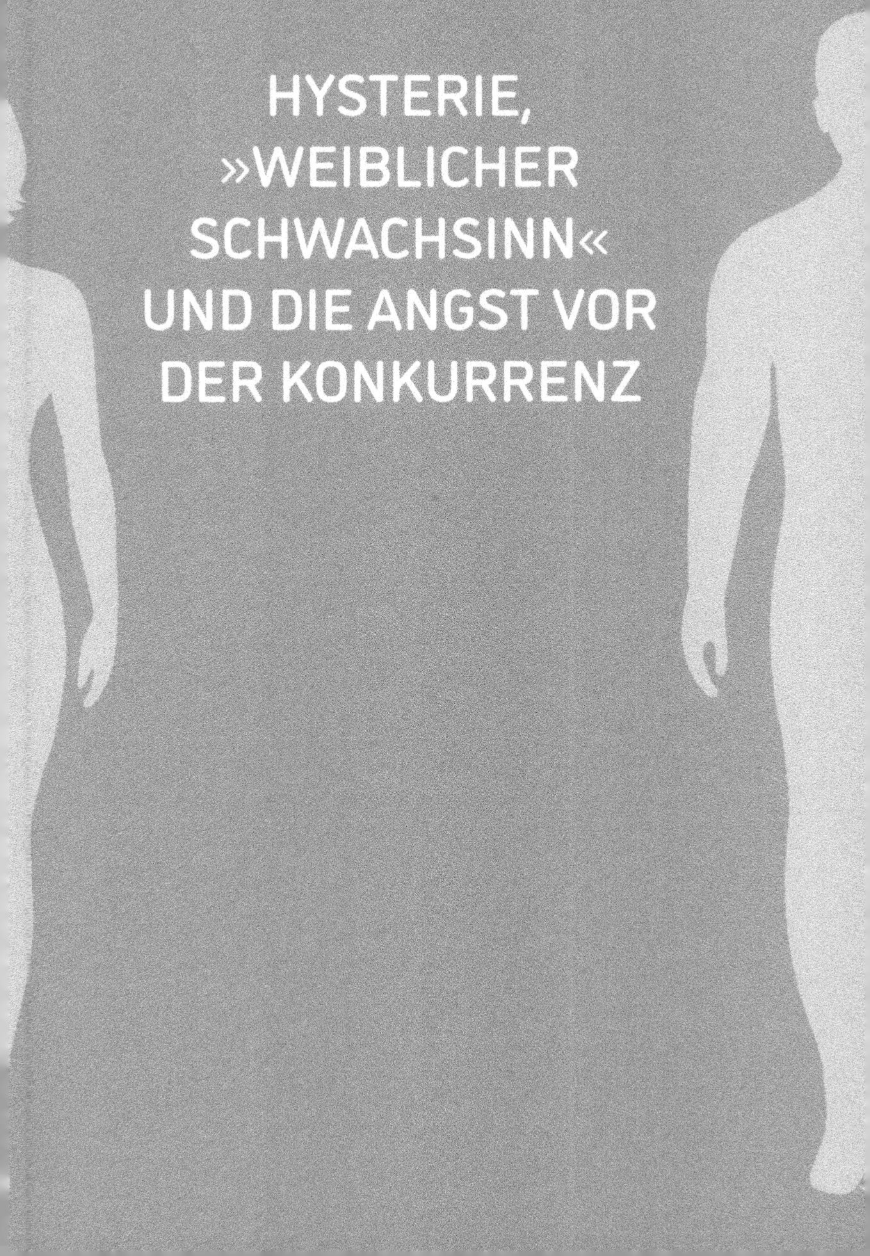

Im Dezember 1912 wurde das Dienstmädchen Grete K. in die Landesheilanstalt zu Marburg eingeliefert. Sie sei, wie sie es selbst schilderte, durch die Lektüre eines kurz zuvor erschienenen Romans von Hedwig Courths-Mahler in einen Zustand versetzt worden, der sie ihre Hausarbeit bei zwei älteren Damen in Gelnhausen vernachlässigen lasse. Sie sei ohne Appetit und des Schlafs beraubt und in Angstzustände geraten. Die behandelnden Ärzte beachteten Grete K.s zaghafte Hinweise, dass ihr »Kopf so schwer« und ihr das Gehirn »wie zusammengestoßen« seien, nicht, nahmen dies auch nicht als einen möglichen Zusammenhang zu einer organischen Erkrankung in den »somatischen Status« (körperlichen Zustand) der Krankengeschichte auf. Vielmehr sahen sie in der »gefährlichen« Lektüre die einzige Ursache für ihren Zustand. Ihre Diagnose lautete dann auch: »Hysterischer Depressionszustand.«[1]

Die Hysterie wurde von Ärzten dieser Zeit als »Krankheit der weichen, tiefempfindenden Gemüter« empfunden, die sie als »krankhafte Veränderungen des Körpers, die durch Vorstellungen verursacht sind«, definierten. Zum Beispiel Vorstellungen, die durch das Lesen ausgelöst worden seien. Und da Frauen als anfällig für Einflüsterungen aller Art galten, schien es logisch, dass die Lektüre eines »Schundromans« als Hauptursache für das Leiden der Grete K. akzeptiert wurde. Bei Sigmund Freud liest sich das dann als »körperlicher Ausdruck verdrängter weiblicher Wünsche«.[2]

Hysterie – abgeleitet aus dem altgriechischen »Hystera«, »Gebärmutter« – ist eine der psychischen Störungen, wie sie schon von den Ärzten im alten Ägypten und später in der Antike notiert wurden, Verwirrtheit, Besessenheit, Überängstlichheit. Im Medizinischen Papyrus von Kahun (etwa 1850 v. Chr.) gibt es die wohl ältesten Hinweise darauf. (Das Original liegt im University College London.) Dieser Papyrus, der eigentlich nur aus kleinen Schnipselchen besteht, gilt auf insgesamt drei Blättern als das erste »Fachbuch« der Gynäkologie. Er enthält 17 Diagnosen über Frauenkrankheiten, 17 Geburtsprognosen, Rezepte, wie eine Empfängnis ermöglicht, aber auch verhindert werden kann, und eben Hinweise zur Behandlung »hysterischer« Krankheiten, die allerdings damals noch nicht so genannt wurden.

»HYSTERA« AUF DER SUCHE NACH SAMEN

Den Begriff »Hysterie« führte wahrscheinlich der griechische Arzt Hippokrates von Kos (etwa 460–370 v. Chr.) ein. Wir finden diese Bezeichnung für die Krankheit im Corpus Hippocraticum, einer Sammlung von medizinischen Texten, die zwischen dem 6. Jahrhundert v. Chr. und 2. Jahrhundert n. Chr. entstanden sind. Die Gebärmutter, Hystera, so die Vorstellung der antiken Ärzte, würde, wenn sie nicht regelmäßig *mit Samen (Sperma) gefüttert* werde, im Körper *suchend umherschweifen*, könne sich sogar im Hirn festbeißen – mit der Folge des typischen »hysterischen« Verhaltens, das eben nur Frauen betraf.

Auch der griechische Philosoph Platon (427–348/47 v. Chr.) ging in seinen Dialogen zur Psychologie und Ethik darauf ein. In einem seiner wichtigsten in Dialogform geschriebenen Spätwerke, dem »Timaios«, heißt es: »Die Gebärmutter ist ein Tier, das glühend nach Kindern verlangt. Bleibt dasselbe nach der Pubertät lange Zeit unfruchtbar, so erzürnt es sich, durchzieht den ganzen Körper, verstopft die Luftwege, hemmt die Atmung und drängt auf diese Weise den Körper in die größten Gefahren und erzeugt allerlei Krankheiten.«[3]

Erst der griechische Arzt Galen von Pergamon (129–199) verabschiedet sich von der Vorstellung der Gebärmutterverlagerung als Ursache der Hysterie, hielt aber weiterhin sexuelle Enthaltsamkeit für deren Auslöser. Trotzdem blieben die »wandernde Gebärmutter« und die daraus resultierende Hysterie als weibliche Krankheit über Jahrhunderte unwidersprochene Lehrmeinung in der Medizin. Christliche Theologen vermuteten eine Art Besessenheit hinter der Hysterie, die nur Frauen befalle, ein gutes Argument für die Hexenprozesse des Mittelalters.

Die Vorstellung, die Hysterie müsse eine Fehlfunktion der Gebärmutter sein, hielt sich bei vielen Medizinern hartnäckig. Noch im 19. Jahrhundert versuchten sie, neurotische Störungen zu heilen, indem sie die Klitoris oder die Gebärmutter operativ entfernten.

Mit der Renaissance setzte sich in der Medizin langsam neues Denken durch. Der französische Arzt Charles Le Pois (1563–1633) war nicht nur ein profunder Kenner medizinischer Schriften der Antike, sondern auch ein akribischer und präziser Beobachter der Natur. Als Arzt untersuchte er seine Patientinnen und Patienten und ihre Leiden genau. So beschrieb er, wahrscheinlich als Erster, die Hysterie als eine Störung mit zerebraler Ursache, also vom Gehirn ausgehend. Der Engländer Thomas Willis (1621–1675) stellte Jahrzehnte später die Anatomie des Nervensystems in den Mittelpunkt seiner Betrachtungen und zog daraus Rückschlüsse auf neurologische und psychische Erkrankungen. Auf dieser Grundlage wies er, wie dann sein Arztkollege Thomas Sydenham (1624–1689), die Hysterie bei Männern nach. Damit wurden die wissenschaftlichen Grundlagen für ein neues Verständnis der Hysterie gelegt. Sie sei eben doch keine reine Frauenkrankheit.

EIN FRIVOLES HEILINSTRUMENT

Das Viktorianische Zeitalter, der Zeitraum von 1837 bis 1901, war eine Art »Blütezeit der Hysterie« – wenn auch vor einem faszinierenden Hintergrund: Grandiose technische Erfindungen wie die Eisenbahn und die Elektrizität veränderten das Leben mit bisher nicht gekannter Geschwindigkeit. Große Industrien entstanden, Männer wie Frauen waren unter teils miserablen gesundheitlichen Bedingungen in den Fabriken beschäftigt. Es herrschten verklemmte Moralauffassungen und es gab zunehmend auch Frauen aus der bürgerlichen Klasse, die aus den bestehenden gesellschaftlichen Strukturen ausbrechen wollten.

Sie forderten das Wahlrecht für Frauen, die Möglichkeit zu studieren und sich in Berufen zu betätigen, die zuvor nur Männern zugänglich waren. Gleichzeitig – oder gerade deshalb – drängten sich in den Praxen der Modeärzte dank ihrer gut situierten Ehemänner zahlungsfähige, aber frustrierte oder unterforderte Frauen. Die Modediagnose, die sie erhielten, hieß »Hysterie«. Als ein probates Mittel dagegen, so die – allerdings wohl unbewiesene – Legende, galten manuelle Massagen im Genitalbereich, durchgeführt vom Arzt des Vertrauens. Deren physische Überbeanspruchung fand ein Ende, als Doktor Joseph Mortimer Granville einen elektrischen Vibrator erfand, der eigentlich lediglich dazu ausersehen war, verspannte männliche Muskeln zu lockern, wie er betonte. Seine Kollegen rissen ihm das Gerät zwecks Arbeitserleichterung buchstäblich aus der Hand. Ein amerikanischer Mediziner schrieb begeistert, das Geräte löse »in fünf bis zehn Minuten« ein Problem, für das der behandelnde Arzt früher »eine Stunde akribischer Handarbeit« benötigt habe.[4] Im Jahr 1900 konnten die Besucher der 5. Pariser Weltausstellung bereits ein Dutzend Vibratoren verschiedenster Ausführungen begutachten.

Wenige Jahre zuvor hatte der französische Pathologe und Neurologe Jean-Martin Charcot (1825–1893) psychopathologische Studien über die Hysterie durchgeführt und auch Hypnose in der klinischen Therapie eingesetzt, um ihre organischen Ursachen zu erkunden. Er saß zudem »an der Quelle«, war Abteilungsleiter in der Pariser Salpêtrière, der seinerzeit in Europa bekanntesten psychiatrischen Anstalt. Auch er hatte übrigens zur Belehrung (vielleicht auch Belustigung?) von Arztkollegen und Medizinstudenten junge Patientinnen im Hörsaalrund vorgestellt, die aus seiner Sicht Symptome der »Hysterie« zeigten. Zu diesen Zweck waren die Mädchen und jungen Frauen zuvor zum Teil unter Drogen gesetzt oder hypnotisiert worden. In unseren Augen ein unwürdiges Spektakel, damals eine durchaus akzeptierte Art der wissenschaftlichen Präsentation!

Charcots Studien und Hypnose-Erfahrungen weckten das Interesse Sigmund Freuds (1856–1939) in Wien. Im Oktober 1886 hielt er einen Vortrag »Über männliche Hysterie« vor der Gesellschaft der Ärzte in der

Hauptstadt der K.-u.-k.-Monarchie. Dass es die gebe, bezweifelten zu dieser Zeit allerdings noch viele seiner Kollegen vehement.

Im Übrigen zählt man die Hysterie heute in der Psychiatrie und Psychotherapie zu den »Dissoziativen Störungen«, Störungen der Persönlichkeit des Menschen, ob Mann oder Frau, die mit einem Übermaß an Gefühlen und Theatralik einhergehen.

DR. MÖBIUS ERNTETE FULMINANTEN GEGENWIND

Die Auseinandersetzung um die Ursachen der Hysterie hatte natürlich viel mit dem jeweiligen Weltbild der Diskutanten zu tun. In Leipzig tätig war der Neurologe und Psychiater Paul Julius Möbius (1853–1907). Er befasste sich ebenfalls eingehend mit der Hysterie und anderen »Geistes- und Nervenerkrankungen«. Seine Arbeiten zur Psychogenese psychischer und Nervenkrankheiten sind noch heute wissenschaftlich-historisch von Bedeutung. Möbius gehörte zu den ersten europäischen Wissenschaftlern, die auf psychologische Ursachen für Krankheiten hinwiesen, gewissermaßen ein früher Vertreter der Psychosomatik. Für Sigmund Freud war er einer der Väter der Psychotherapie.

Der gute Möbius ist dennoch letztlich recht unrühmlich in die Medizingeschichte eingegangen. In den zu seinen Wirkungszeiten sehr lebhaft geführten Streit um das Medizinstudium für Frauen brachte er im Jahre 1900 seinen Essay *»Über den physiologischen Schwachsinn des Weibes«*[5] ein. Ihm war es offenbar sehr wichtig nachzuweisen, dass Frauen unfähig seien, Studium und Berufsausübung zu bewältigen. Das habe die Natur so gewollt, behauptete er. Der physiologisch bedingte weibliche »Schwachsinn« diene der Arterhaltung und sei Folge der Evolution des Menschen. Das bedeutete in der Konsequenz, Frauen sind von der Natur nur dafür ausersehen, für den Fortbestand des Menschengeschlechts zu sorgen.

Diese Schrift setzte eine lebhafte Diskussion in Gang, wie es sie zuvor nur in wenigen Ansätzen gegeben hatte. Besonders feministische Autorinnen wie Hedwig Dohm (1831–1919), Oda Olberg (1872–1955) und Johanna Elberskirchen (1864–1943) setzten sich mit Möbius auseinander. Elberskirchen schrieb denn auch 1903 in »Feminismus und Wissenschaft«: »Tatsache ist, daß die Gelehrten gegenüber dem Weibe in ihrem Urteil zu sehr Mann und zu wenig oder gar nicht wissenschaftlich urteilender Mensch sind.«[6] Sie meinte damit auch, dass Männer wie Möbius in Frauen eine Konkurrenz, sich persönlich gefährdet sähen. Nicht zuletzt durch die immer lauter werdenden Forderungen nach Frauenstudium und weiblichen Ärzten.

Möbius blieb seinerzeit bei seiner Meinung und versuchte, sie in weiteren Schriften zu belegen. Bei aller Kritik war er aber doch Wissenschaftler genug, um in seinen Nachauflagen zu »Über den physiologischen Schwachsinn des Weibes« die Briefe mit aufzunehmen, die er pro und contra zu dem Thema erhalten hatte. Zuletzt nahmen diese fast die Hälfte des Buches ein.

Frauenstudium und Frauenwahlrecht setzten sich, wenn auch langsam und in den einzelnen Ländern in unterschiedlichem Tempo, durch. Beginnend in Nordamerika drängten zunehmend auch in Europa die Frauen zur Medizin. Anzunehmen ist deshalb, dass es vor allem die

Furcht einiger männlicher Ärzte vor weiblicher Konkurrenz war, die Menschen wie Möbius antrieb.

DIE ERXLEBEN MACHTE DEN ANFANG

Spätestens an dieser Stelle sollten wir uns fragen, warum die Unterschiedlichkeit der Geschlechter erst in unseren Tagen in den Fokus der Medizin geraten ist. Sehen wir einmal vom uralten Thema der menschlichen Fortpflanzung und ihrer Organe, vor allem der Gebärmutter, ab und schließen wir auch die »weisen Frauen«, »Kräuterfrauen« und Hebammen aus der Betrachtung aus. Diese Frauen widmeten sich von jeher der Gesundheit und Krankheit, lebten aber auch über Jahrhunderte gefährlich, weil sie von der männlichen Ärztezunft als missliebige Konkurrenz angesehen wurden. Wenn wir diese Aspekte ausklammern, stellen wir fest: Der Weg zur »Frau Doktor« begann erst allmählich vor rund 250 Jahren …

Wenn von der »ersten deutschen Ärztin« die Rede ist, fällt zunächst und berechtigt der Name Dorothea Christiane Erxleben aus Quedlinburg im Harzvorland (1715–1762). 1754 wurde die Tochter eines Arztes nach der Verteidigung ihrer Dissertation an der Universität von Halle zur Doktor der »Arzeneygelahrtheit« ernannt.[7] Im Quedlinburger »Klopstockhaus« – einem Museum zum Andenken an den ebenfalls in der Stadt geborenen Dichter Friedrich Gottlieb Klopstock – gibt es eine kleine Dauerausstellung, die an die erste »offiziell anerkannte« Medizinerin erinnert. Nach ihr sind zudem das Klinikum ihrer Heimatstadt in Sachsen-Anhalt benannt, eine Professur zur Förderung junger Wissenschaftlerinnen an der Universität in Magdeburg, ein Wissenschaftlerinnen-Förderprogramm in Niedersachsen, Schulen, Straßen landauf, landab und bis zu ihrer Auflösung sogar eine Kaserne für Sanitätsdienste in Halle an der Saale.

Eine andere, zeitlich der Erxleben ziemlich nahe »Medizinerin« ist dagegen so gut wie in Vergessenheit geraten. Wir fanden ihren Namen vor Jahren bei einer Recherche an der Greifswalder Universität in der Universitätschronik unter dem Jahr 1750: Anna Christina Ehrenfried von Balthasar erhielt den untersten akademischen Grad zuerkannt.

Eine Frau an einer deutschen Universität. Unmöglich! Sensationell und aus heutiger Sicht kurios war auch: Anna Christina, erst dreizehn Jahre alt und Tochter des Rektors, erhielt ihren Titel ehrenhalber – als Belohnung für eine lieblich vorgetragene, auswendig gelernte Rede in Latein. Und dabei blieb es mit den Frauen an deutschen Universitäten – für weitere 150 Jahre.

»MAGNA CUM LAUDE« FÜR FRAU DOKTOR

Wir bleiben in Greifswald. Im Frühjahr 1892 verlangte das zuständige Ministerium in Berlin von allen preußischen Universitäten eine Stellungnahme, ob Frauen als Gasthörende oder Studierende zugelassen werden sollten. In der nördlichen Stadt am Bodden, mit einer der ältesten Universitäten Deutschlands, stimmte von den vier Fakultäten lediglich die philosophische dafür, »weil Gerechtigkeit und Billigkeit verlangen, den Frauen die Erwerbung einer wissenschaftlichen Ausbildung zu ermöglichen …« Über die Zulassung sollte allerdings von Fall zu Fall entschieden werden. Rektor und Senat waren der Meinung, »dass mannigfaltige soziale Erscheinungen den Versuch berechtigt erscheinen lassen«, in bestimmten Fächern Frauen das Studium zu ermöglichen.[8]

So betraten im Wintersemester 1895/96 erstmals Frauen als Hörerinnen die heiligen Hallen der Universität. Es waren Lehrerinnen der höheren Töchterschule der Stadt oder Töchter von Professoren. Hospitieren durften sie in den neuen Sprachen, Geschichte und Geografie, allerdings nur mit ausdrücklicher Genehmigung des jeweils vortragenden Professors.

Im Jahr 1902 richteten 31 Hörerinnen an den preußischen Universitäten ein Bittgesuch an das Ministerium, Frauen mit entsprechender Vorbildung an den Universitäten zu immatrikulieren. Es wurde abgelehnt. Zur Ehre Greifswalds sei hier vermerkt, dass der Senat das Gesuch unterstützte.

Erst 1905 und nur ausnahmsweise wurde die Hörerin der Medizin Gertrud Roegner, aus Breslau stammend, in Greifswald zum Staatsexamen zugelassen. Schon ein Jahr später promovierte sie als erste Frau an der Greifswalder Universität zur »Dr. med.«, mit dem Prädikat »magna cum laude« – »sehr gut«.

ÜBERALL STEINE IM WEG

Erst im Herbst 1908 immatrikulierte man aufgrund eines Ministererlasses die ersten achtzehn Frauen zum Medizinstudium in Greifswald. Wie würde es weitergehen? Würden Frauen auch zur Habilitation zugelassen werden und so die akademische Lehrbefähigung erhalten? Der damalige Direktor der Chirurgischen Klinik, Paul Leopold Friedrich, versuchte dieses Problem objektiv zu betrachten: »Nachdem mit der Zulassung zum Studium A gesagt wurde, muss wohl auch B, Zulassung zur Habilitation, gesagt werden. Die Zahl der Bewerber dürfte keine große in der Medizin sein, da die Studierenden weiblichen Geschlechts am Ende des Studiums meist die vielfache Unzulänglichkeit nach körperlichen und Charakter-Veranlagungen zum medizinischen Beruf eingesehen haben. Die wissenschaftliche Produktivität, das lässt sich schon jetzt für die Medizin übersehen, wird nur in Ausnahmefällen konkurrenzfähig für die wissenschaftliche Laufbahn sein.«[9]

Die erste Österreicherin, die 1894 zur »Dr. med. univ.« in der Schweiz promoviert wurde, war Gabriele Possanner Freiin von Ehrenthal, die in Zürich und Genf Medizin studiert hatte. Um in der Donaumonarchie als Ärztin tätig zu sein, nahm sie eine Amtsärztinnenstelle in Bosnien und der Herzegowina an. Dort nämlich weigerten sich die muslimischen Frauen, von männlichen Ärzten behandelt zu werden. Possanner zog es allerdings nach Wien. Ein Gnadengesuch an Kaiser Franz Joseph war erfolgreich, sie erhielt die Genehmigung, alle 21 fachlichen Prüfungen, die für eine Promotion an der Wiener Universität notwendig waren, zu wiederholen, um dann in Wien als Ärztin praktizieren zu können.

WENIGER EINE KONKURRENZ, AUF JEDEN FALL ABER EIN NEUER BLICKWINKEL

Wir erinnern uns des Widerstands der männlichen ärztlichen Kollegen, Möbius, Weininger und anderer. Die »Konkurrenz« war aber nicht mehr wegzureden. Die nächsten Jahrzehnte zeigten, dass die Frauen ihre angebliche »Unzulänglichkeit« zum Studium der Medizin und zur Berufsausübung durchaus nicht eingesehen hatten. Und das war gut so. Frauen bereicherten als Ärztinnen, Wissenschaftlerinnen und Lehrende sowohl die praktische als auch die wissenschaftliche Medizin in Europa und anderswo. Namen wie Franziska Tiburtius, Anna Fischer-Dückelmann und viele andere eroberten die Welt der Medizin. Und schließlich erringen Wissenschaftlerinnen wie Jennifer Doudna und Emmanuelle Charpentier in unseren Tagen die höchste Weihe ihrer Zunft, den Nobelpreis.

Ärztinnen eröffneten, ob bewusst oder nicht, einen anderen Blick auf die Medizin. Sie brachten ihre Sichtweise auf Krankheitswahrnehmung, Verarbeitung, Symptome und Folgen mit ein, und dies zum Nutzen von Frauen und Männern. Da war es wohl zwangsläufig, dass auch detailliertere Erkenntnisse der biologischen, psychologischen und sozio-kulturellen Unterschiede zwischen den Geschlechtern im Umgang mit Krankheit und Gesundheit aufkamen und eine auf den Menschen zugeschnittene Medizin auf die Tagesordnung brachten.

Die Stunde der geschlechtersensiblen Medizin war gekommen.

Es waren feministische Gruppen, die seit den 1980ern den Finger auf die Wunde legten: Im Zuge der von ihnen im Allgemeinen beklagten gesellschaftlichen Ungleichheit zwischen den Geschlechtern verwiesen sie auch auf die medizinische Unter- und Fehlversorgung bei Frauen, zum Beispiel beim Erkennen und Behandeln von Herzinfarkten. Ohne diese Vordenkerinnen hätte die »geschlechtersensible Medizin« sicher noch einmal Jahre, wenn nicht Jahrzehnte gebraucht, um den heutigen Stand zu erreichen. Aus ihrer Forderung nach Gleichbehandlung von Frauen in der Gesellschaft bei gleichzeitiger Anerkennung von Unterschieden entwickelten sich die Ansätze einer Gendermedizin.

Die US-amerikanische Wissenschaftlerin Marianne Legato ist eine der Pionierinnen der »Gender Medicine«. Sie schrieb im Vorwort zu ihrem Standardwerk »Evas Rippe« (2002): »Bis vor rund zehn Jahren waren wir Mediziner davon überzeugt, es genüge, Neues am Männerkörper zu erproben und zu erforschen, und es könnten die gewonnenen Erkenntnisse ebenso für Frauen gelten.«[10]

SCHNUPFEN UND CORONA – IMMUNSYSTEM, HORMONE: ALLES HÄNGT MIT ALLEM ZUSAMMEN

In den letzten Monaten haben wir alle im Zusammenhang mit COVID-19 unfreiwillig viel gelernt – über Viren, das Immunsystem und Hormone, Antikörper und Gene.

Nehmen wir das Coronavirus. Als die Pandemie zu Beginn des Jahres 2020 ihren Anfang nahm, wurde es oft mit dem virusbedingten Schnupfen, wie wir ihn alle kennen, in einen Zusammenhang gebracht. Natürlich sind die Verläufe unvergleichbar unterschiedlich. Und dennoch hat das neue Virus in einigen Aspekten ziemlich viel mit einem ordentlichen Schnupfen zu tun. Nicht nur, dass dieser häufig Symptom und Begleiterscheinung von Covid-19 ist. Verursacher eines Schnupfens sind diese winzig kleinen, für das bloße Auge unsichtbaren Viren, die sich mehr oder weniger unbemerkt weltweit breitmachen und unser Leben mitbestimmen wollen. Unter den täglichen Botschaften über Infizierte, Beatmete, am Virus Verstorbene waren viele Studien, die COVID-19-Erkrankungen bei Männern und Frauen verglichen. Eines wurde über Monate hinweg deutlich: Männer erkrankten nicht nur schwerer als Frauen, das ist beim Schnupfen sehr oft ebenso der Fall, sie verstarben auch häufiger an der Erkrankung. Hypothesen und Theorien für die Gründe nannten – unter anderem – immer wieder das Immunsystem und unterschiedliche Hormone.

GENE, HORMONE, IMMUNSYSTEM – VIELES IST ANDERS

Es war eine amerikanische Wissenschaftlerin, die 1904 eine wegweisende Entdeckung machte. Sie erforschte unter dem Mikroskop zwei große Chromosomen im Zellkern der Taufliege Drosophila, die zwischen den Geschlechtern unterschieden – das X- bzw. Y-Chromosom. Nettie Stevens (1861–1912) ist damit eine Pionierin der klassischen Genetik – und nicht zuletzt der Gendermedizin.

Alles beginnt mit den Genen. Die unterschiedlichen Baupläne der Geschlechter werden im Wesentlichen durch die Geschlechtschromosomen bestimmt – X und Y.

Und das ist das Ausgangsszenario bei der Befruchtung, einmal ganz leidenschaftslos durchgespielt: Spermien haben in der Regel ein X- oder ein Y-Chromosom, Eizellen verfügen lediglich über ein X-Chromosom im Zellkern. Dringt nun ein Spermium mit einem X-Chromosom in die Eizelle ein, so wird der entstehende Embryo zwei X-Chromosomen tragen und entwickelt sich zum weiblichen Organismus. Befruchtet dagegen ein Spermium mit einem Y-Chromosom die Eizelle, ist das Ergebnis XY, es entsteht ein männlicher Organismus. Diese Differenzierung geschieht etwa in der fünften

Schwangerschaftswoche. Sie beeinflusst primäre wie sekundäre Geschlechtsmerkmale – also die Fortpflanzungsorgane ebenso wie z. B. Größe und Körperform oder auch Verhalten.

Bei etwa jedem tausendsten Kind ist aus unterschiedlichen Gründen das Geschlecht nicht eindeutig.

Der Vollständigkeit halber noch diese notwendige Ergänzung: Die genetische Übereinstimmung von Mann und Frau liegt bei 98,5 Prozent, vom Menschen-Mann zum männlichen Schimpansen bzw. Menschen-Frau zu Schimpansen-Frau aber bei 98,8 Prozent.[11] Was böse Zungen daraus machen, lassen wir mal dahingestellt. Die Ursachen liegen in der gemeinsamen Entwicklungsgeschichte der Menschheit und ihrer tierischen Vorfahren. Die Baupläne der Geschlechter sind sehr unterschiedlich. Sie dienten in erster Linie der Fortpflanzung. Und daran hat sich ja prinzipiell nicht viel geändert.

Aus diesen menschlichen »Bauplänen« erschließt sich alles weitere; vor allem die Entwicklung der geschlechtsspezifischen Hormone wie Testosteron, männlich, Östrogen, weiblich, und des Immunsystems. Darunter verstehen wir einen Komplex von Komponenten unseres Körpers: Zellen und Eiweiße, Haut und Knochenmark – ein umfassendes biologisches System, das uns gegen Krankheitserreger von außen schützt.

Eine besondere Rolle kommt den Antikörpern zu, das sind im Körper vom Immunsystem gebildete Eiweißmoleküle. Sie sind für ein normal funktionierendes Immunsystem unverzichtbar. Beim Eindringen von Viren, Bakterien, Keimen, Pilzen, Parasiten oder anderen Krankheitserregern in den Körper aktiviert das Immunsystem Gegenkräfte, genau diese Antikörper. Sie sind faktisch die Armee, die sich mit den Eindringlingen auseinandersetzt und sie, wenn alles gut geht, vernichtet. Diese Immunantwort fällt je nach Individuum, Gesundheitszustand, Alter, aber eben auch Geschlecht unterschiedlich aus.

TESTOSTERON AUF ANGRIFF, ÖSTROGEN AUF ABWEHR

Wesentliche Mitgestalter der Immunreaktion sind die beiden wichtigsten Geschlechtshormone: das Testosteron und das Östrogen. Über beide Hormone verfügen sowohl Frauen wie Männer, allerdings, nicht zuletzt altersbedingt, in sehr unterschiedlichem Maße.

Das schnellste Auto, den besten Aufschlag auf dem Golfplatz, den tollsten Body – Männer laufen in Wettbewerbssituationen oft zu voller Form auf. Als Motor dafür gilt das Testosteron, bei vielen Männern das wichtigste Männlichkeitsattribut, das Powerhormon an sich. Es steuert Sexualität und Fruchtbarkeit, lässt Muskeln wachsen, fördert die Knochendichte, sorgt für die männliche Körperbehaarung und die Stimmtiefe.

Dieses Testosteron wird schon in den ersten Wochen des embryonalen Wachstums als »Produkt« des männlichen Y-Chromosoms vorwiegend in den Hoden und in der Nebennierenrinde gebildet.

Es gilt als eine Ursache dafür, dass die Immunantwort des Körpers, zum Beispiel bei Grippeviren, bei Männern unzureichend ausfällt. Das bedeutet: geschwächte Abwehr, komplizierter Verlauf.

Eine – allerdings nicht von allen Wissenschaftlern unterstützte – These lautet: Je höher das Testosteron-

Level, umso weniger ist das Immunsystem in der Lage, den Angriff von Krankheitserregern abzuwehren. Damit wären die stärksten Männer irgendwie wieder schwach. Das mag sicher mancher Mann gar nicht gern hören.

All dies spielt bei der Frage eine Rolle, warum Schnupfen, Grippe oder COVID-19 bei Männern im Durchschnitt oft schwerer verläuft als bei Frauen. Auch hier könnte Testosteron eine Ursache sein. Weiter unterstützt wird dies natürlich durch einen Lebensstil, der Abwehrkräfte weiter negativ beeinflusst, wie Rauchen, Stress, wenig Bewegung und Vorerkrankungen. Die konkreteren Antworten stehen noch aus.

Viele Gene, die für das Immunsystem verantwortlich zeichnen, sind vor allem auf dem X-Chromosom, bei Frauen zweifach vorhanden, zu finden. Dieses zweite X-Chromosom bei Frauen und mit ihm das Sexualhormon Östrogen lassen bestimmte Erbkrankheiten seltener auftreten als bei Männern, sorgen für ein breites Spektrum von Abwehrmechanismen und stimulieren die Abwehr des weiblichen Körpers gegen Krankheitskeime. Das trifft vor allem auf die Zeit vor den Wechseljahren zu.

Warum das so ist? Das ist eine der vielen offenen Fragen der Wissenschaft! Dazu gibt es verschiedene Erklärungen. Die vielleicht einleuchtendste ist, dass sich diese einzigartigen Fähigkeiten des weiblichen Immunsystems entwickelt haben, um die Frauen besser bei ihrer reproduktiven Rolle – als diejenigen, die werdendes Leben austragen – vor Krankheiten zu schützen.

Allerdings hat dieser Vorteil des besseren Schutzes

auch eine Kehrseite: Von den Autoimmunkrankheiten sind Frauen sehr viel häufiger betroffen als Männer – bis zu etwa 80 Prozent. Dabei richtet sich die Immunabwehr gegen den eigenen Körper, eigene Zellen, das Immunsystem reagiert über. Solche – entzündlichen – Autoimmunerkrankungen, unter denen besonders Frauen leiden, sind zum Beispiel Rheumatoide Arthritis, Multiple Sklerose oder Psoriasis (Schuppenflechte). Jenaer Wissenschaftler der Arbeitsgruppe rund um den Pharmazeuten Oliver Werz konnten nachweisen, dass Testosteron die Entzündungsprozesse bei Männern zurückdrängt. Eine Wirkung, die sie bei Frauen nicht beobachtet hatten. Dies alles sind Vorgänge, deren nähere Erklärung noch aussteht.

XX UND XY – AUCH BEI KREBS MIT IM SPIEL

Ein noch wenig erschlossenes Feld sind Krebserkrankungen. Sie sind ebenfalls ein Zusammenspiel von angeborenen genetischen und sozio-kulturellen Eigenschaften und einer ganzen Reihe von Umwelteinflüssen. Und auch hier könnte die unterschiedliche Ausstattung mit Geschlechtschromosomen die Verschiedenheiten bei Krebserkrankungen erklären.

Eine Erklärung lautet: Ein X-Chromosom enthält etwa 1.500 Gene – viel mehr als im Y-Chromosom mit seinen »nur« 78. Ist das der Grund dafür, dass Männer 1,4- bis 1,8-fach häufiger an Krebs erkranken als Frauen, dass sie auch häufiger daran sterben? Nur wenige Krebserkrankungen, wenn man einmal von denen absieht, die direkt mit den Geschlechtsorganen zusammenhängen, treten in der Mehrzahl bei Frauen auf, es sind vor allem solche der Schilddrüse und der Gallenblase.

Bestimmte Gene können für das Entstehen von Brustkrebs eine Rolle spielen, die gleichen verstärken bei Männern das Risiko, an Prostatakrebs zu erkranken. Und obwohl Brustkrebs bei Männern zwar sehr selten ist – es ist nur ein Prozent aller Brustkrebserkrankungen –, sind auch hier angeborene mutierte, erblich veränderte sogenannte »BRCA-Gene« im Spiel.

Eine These ist deshalb: Die geschlechtsspezifischen Erbanlagen schützen Frauen besser vor Tumorerkrankungen.

Die Forschungen zu all diesen Fragen stehen noch am Anfang. Wir dürfen gespannt sein.

Welche Hormone, welche Wechselwirkungen zwischen Sexual- und anderen Hormonen begünstigen Schmerzen oder lassen uns unempfindlicher erscheinen? Antworten auf solche Fragestellungen können zu besseren, treffsicheren Möglichkeiten der Schmerzbekämpfung bei Männern wie bei Frauen führen. Viele tausend Schmerzpatienten warten darauf.

SCHMERZHAFTES KAPITEL

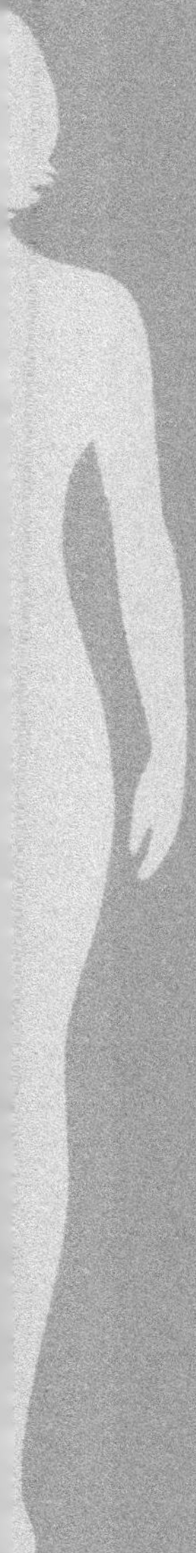

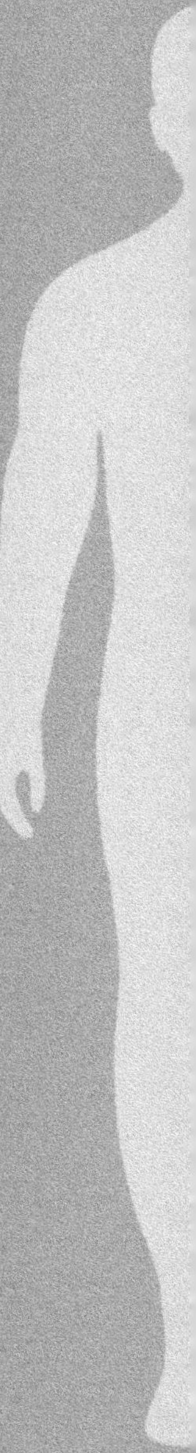

Pippi Langstrumpf ist es ebenso wie Pumuckl und Prinz Harry, Rita Hayworth war es und Juliane Moore ist es immer noch. Und Singer-Songwriter Ed Sheeran befindet sich auf dem besten Weg, mit seinen Promibonus für eine ganze Gruppe von Männer bei den Mädchen zu punkten: Sie alle sind rothaarig.

All den Menschen mit einer solchen Haarfarbe ist eine besondere genetisch bedingte Eigenschaft mitgegeben, die Mediziner mitunter vor Herausforderungen stellt: Sie reagieren auf Schmerzen anders als andere Menschen.

Für manche von ihnen, sagen Experten, sei schon der Gang zum Zahnarzt eine schwere Entscheidung. Schweizer Doktoranden erfragten einschlägige Erfahrungen von Menschen mit roten Haaren im Zusammenhang mit Zahnbehandlungen. Muss ein Zahn gezogen werden, reichten, so berichteten die Betroffenen, herkömmliche Dosen der Betäubungsspritze nicht aus. Um in den gewünschten Zustand der Schmerz- und Empfindungslosigkeit zu gelangen, brauchen solche Patientinnen und Patienten auch bei einer Operation mehr an Narkosemitteln. Eine besondere Herausforderung für den Anästhesisten.

Was hat das alles mit Gendermedizin zu tun? Nun, lediglich etwa ein Prozent der Weltbevölkerung ist rothaarig, hat die Genmutation MC1R auf dem Chromosom 16, um es genau zu sagen. Aber von denen sind etwa 73 Prozent Frauen. Für sie und coole Jungs wie Ed Sheeran und Geschlechtsgenossen mag Schmerz ein besonderes Kapitel sein. Aber sie sind beim »Kreuz mit dem Schmerz« durchaus nicht allein. 20 Prozent der

Menschen weltweit leiden unter chronischen Schmerzen, in der Mehrzahl sind Frauen betroffen.

Ob rote Haare oder nicht – wir alle haben unsere besonderen Erfahrungen mit Schmerzen. Zumal es ja »den Schmerz« nicht gibt. Kopf-, Bauch-, Rückenschmerzen, Schmerzen nach einem Unfall oder einer Operation, Liebeskummer, der Verlust uns wichtiger Menschen, Ängste – das alles bereitet Schmerzen.

Können wir überhaupt zwischen körperlichen und seelischen Schmerzen trennen? Wie erfahren wir Schmerzen, wie erleben und erleiden wir sie, was machen sie mit uns und was machen wir mit ihnen?

Und dann gibt es auch noch Unterschiede zwischen den Geschlechtern! Eingebildet oder echt? Genetisch oder anerzogen?

SCHMERZGEDÄCHTNIS UND SCHMERZEMPFINDEN

So etwa müssen wir uns das Szenario in einem kanadischen Testlabor vorstellen: Eine Gruppe bestehend aus gleich vielen Männern und Frauen wird einem Schmerztest unterzogen. Der sieht so aus, dass alle einen starken Hitzereiz auf ihren Arm bekommen, den sie dann mittels einer Schmerzskala bewerten. Danach müssen sie mit dem betroffenen Arm Kraftübungen machen.

Am nächsten Tag erfolgt erneut die gleiche Prozedur, aber diesmal wird die Gruppe getrennt und die jeweiligen Mitglieder in unterschiedliche Räume gebracht. Diejenigen Männer, die im gleichen Raum wie am Vortag noch einmal den gleichen Hitzereiz erfahren, empfinden ihn stärker als zuvor, diejenigen in dem anderen Raum nicht. Die teilnehmenden Frauen berichteten über keinerlei Veränderung – im alten wie im neuen Raum.

Die gleichen Ergebnisse erzielten die Wissenschaftler bei Tests mit männlichen und weiblichen Mäusen. Dies zeigt: Es gibt ein geschlechterunterschiedliches Schmerzgedächtnis. Bei Männern ist es offenbar nachhaltiger als bei Frauen.

Das sind einige der bekannten Fakten dazu:

Kopf- und Rückenschmerzen: Männer klagen häufig über Clusterkopfschmerz und Schmerzen im Lendenwirbelbereich, Frauen über Spannungskopfschmerz, Migräne, Schmerzen im Hüftgelenk, in Hals- und Brustwirbelsäule.

Unter *Migräne* leiden doppelt so viele Frauen wie Männer. 12 Prozent der Frauen haben mehrmals in der Woche Kopfschmerzen.

Das *Reizdarmsyndrom* (Bauchschmerzen, Blähungen) ist die häufigste gastroenterologische Diagnose der westlichen Welt, seine Behandlung verursacht hohe Gesundheitskosten. Vor allem Frauen erkranken daran.

Fibromyalgie (Schmerzen am ganzen Körper, Müdigkeit, Schlafstörungen und psychische Beeinträchtigungen) ist eine komplexe Erkrankung, die besonders Frauen betrifft – in den Industriestaaten 3,4 Prozent aller Frauen, aber nur 0,5 Prozent aller Männer.

Schmerzhafte Durchblutungsstörungen – periphere arterielle Verschlusskrankheit – betreffen Männer viermal häufiger als Frauen. Irreführend allerdings der landläufige Begriff dafür: Schaufensterkrankheit, weil die Betroffenen beim Laufen häufig wegen ihrer

Schmerzen stehen bleiben – vor einem Schaufenster. Denkt man da nicht eher an Frauen?

Eine große deutsche Zeitung[12] hatte vor einigen Jahren ihre Leserschaft im Netz befragt, ob Männer wehleidiger als Frauen seien. Die Antworten waren eindeutig: 56,6 Prozent der (mehr als 500) Beteiligten bejahten dies – waren das vor allem Frauen? Lediglich 2,2 Prozent sahen Frauen diesbezüglich in dieser Rolle. Der Rest wusste von keinem Unterschied.

Offenbar ist dies eine komplizierte Frage.

Das hat jeder Junge irgendwann einmal gehört: »Ein Indianer kennt keinen Schmerz – also hör auf zu heulen.« Oder im Fall des anderen Geschlechts: »Mädchen sind Heulsusen und flennen bei jeder Gelegenheit.« Wie passt das zu der ebenfalls häufig in die Diskussion zwischen Frauen und Männer gebrachten Meinung »Ihr Männer könntet ja den Schmerz, den Frauen bei einer Entbindung spüren, gar nicht aushalten«? Diese Aussage muss einfach unwidersprochen bleiben, da gegenteilige Erfahrungen fehlen. Andererseits: Männer gehen, das weist die trockene Statistik aus, erst dann zum Arzt oder Zahnarzt, wenn es »nicht mehr auszuhalten ist« mit den Schmerzen. Also halten sie doch mehr Schmerzen aus?

Dass das so ist, haben weitere Laborversuche gezeigt. Man sollte sie aber bitte nicht unbedingt im Familienkreis nachmachen: die Hand auf die heiße Herdplatte legen … Im Experiment hielten es Männer länger auf einer sich erwärmenden Platte aus als die weiblichen Testpersonen. Ihre Schmerz- und Toleranzschwellen sind höher, so die Experten. Dafür verantwortlich sind in diesem Fall nicht die Sexualhormone, sondern »Mikroglia« bei Männern und »T-Zellen« bei Frauen. Beides sind unterschiedliche Immunzellen aus dem großen Arsenal der menschlichen Immunzellen, unseres Abwehrsystems.

Mit den Neurowissenschaften rücken solche Fragen mehr in die wissenschaftliche Aufmerksamkeit.

Eines ist im Moment noch unbestritten: Das Schmerzempfinden von Frauen und Männern ist unterschiedlich. Eine wissenschaftliche These führt dies neben dem beschriebenen Einfluss der Hormone und Immunzellen wesentlich darauf zurück, dass die Geschlechter bei Schmerzen unterschiedlich auf verschiedene Areale im Gehirn zugreifen, die Schmerzempfindungen aktivieren.

Bei Frauen ist dies, so wird angenommen, das limbische System. Es ist das Zentrum der Emotionen, aber auch von der Atmung, des Geruchssinn und des Schlaf-Wach-Rhythmus. Wesentliche Fähigkeiten wie das Langzeitgedächtnis, das Lernen und vieles andere werden darüber geregelt.

Inwieweit werden dagegen bei Männern Schmerzen vor allem kognitiv, also verstandesgemäß, erkannt und verarbeitet? Dazu sind wohl noch viele erhellende Tests erforderlich.

SCHMERZ – BIOLOGIE ODER ERZIEHUNG ODER ...?

Sie kennen folgende Szenen: Eltern und ihre Kinder auf dem Spielplatz. Ein kleines Kind läuft, stolpert über ein Spielzeug, fällt hin und schlägt sich das Knie an. Was passiert nun?

Verschiedene Szenarien sind denkbar. Es gibt Eltern, die sofort auf das Kind zustürmen, als wäre etwas wirklich Schlimmes passiert. Das Kind wird hochgenommen, getröstet, wird vielleicht übertrieben »verarztet«, bekommt eine Süßigkeit zum Trost und der Spielplatz wird umgehend verlassen. Andere Eltern tun die Situation mit einem »Das wird schon wieder« oder »Ist ja gar nichts passiert« ab.

Es gibt viele Möglichkeiten, auf diese Situation zu reagieren, und alle Eltern tun natürlich ihr Bestes. Verhält sich eine Mutter zur Tochter anders als zum kleinen Sohn? Welche Erfahrungen haben Sie, liebe Leserinnen und Leser? Und können Sie sich vorstellen, dass die jeweilige Reaktionen von Eltern den Umgang des Kindes und späteren Erwachsenen prägen?

Neben den biologischen und anderen noch ausstehenden Erklärungen für eine unterschiedliche Schmerzwahrnehmung spielen natürlich hormonelle Faktoren eine Rolle. Aber nicht nur sie. Die Psychologin und Psychotherapeutin Birgit Kröner-Herwig, lange Jahre an der Universität Göttingen tätig, bezeichnete Schmerz als ein äußerst vielschichtiges Phänomen, ein Zusammenspiel biologischer, psychologischer und sozialer Faktoren. Was bin ich für ein Mensch? Empfindsam oder mit harten Bandagen? Mit guten oder weniger guten Erfahrungen? In welchem Umfeld lebe ich? … Das alles hat Einfluss auf den Umgang mit Schmerz.

Sicher ist es unbestritten, dass Geschlechterrollen durch Erziehung und Umwelt verfestigt werden. Das prägt Klischees im Verständnis der Geschlechter voneinander, zum Beispiel beim Schmerz. Ob Klischee oder nicht – entsprechende medizinische Tests, aber auch die tägliche medizinische Praxis zeigen immer wieder, dass Männer weniger Schmerz zeigen als Frauen, wenn die untersuchende Person eine Frau ist … Ebenso gibt es aber auch das umgekehrte Beispiel: Bei einem attraktiven Versuchsleiter gaben weibliche Testpersonen niedrigere Schmerzschwellen und stärkere Schmerzen an als in vergleichbaren Untersuchungen mit weiblichen Wissenschaftlern. Starker Mann, schwaches Weib?

Neben dieser Rollenverortung gibt es eine weitere, eine soziale Komponente. Studien zeigten, dass es vor allem Frauen mit geringerer Schulbildung und niedrigerem Einkommen sind, die wegen chronischer Bauchschmerzen zum Arzt kommen. Seit Kurzem tut sich in diesem Zusammenhang die hochspannende und lange Zeit vernachlässigte »Hirn-Darm-Achse« auf. Sigrid Elsenbruch, Bochumer Schmerzexpertin, stellte bei vielen ihrer Patientinnen mit Reizdarm-Syndrom fest, dass deren Schmerzen und Beschwerden bei Stress und psychischen Belastungen schlimmer werden. Von Männern lasse sich das nicht in dieser Häufigkeit berichten, sagt die Ärztin.

In Deutschland, so die leidenschaftslose Statistik, leiden etwa zwölf Millionen Menschen unter chronischen Schmerzen, in Österreich und der Schweiz je 1,5 Millionen. Gemeint ist nicht das versehentlich an die Tischkante geschrammte Knie oder der beim Hämmern getroffene Daumen, sondern es sind Beschwerden, die Männer wie Frauen regelmäßig in die Sprechstunden treiben und sie möglicherweise veranlassen, viele Medikamente einzunehmen, auszuprobieren, wieder abzusetzen und andere zu versuchen. Leiden also, die immer wieder Ursachen für Krankschreibungen oder Frühberentungen sind. Auch hier gibt es eine Zahl, oder besser gesagt zwei: Rund 1,9 Millionen Menschen in Deutschland sind medikamentenabhängig, eine halbe Million davon ist süchtig nach Schmerzmitteln. Die meisten der Betroffenen sind Frauen.

Und weil Medikamente bei unsachgemäßem, übermäßigem Gebrauch wiederum Schmerzen erzeugen oder durch Gewöhnung wirkungslos werden, werden erneut Schmerzmittel eingenommen. Ein verhängnisvoller Kreislauf …

UTOPIE – EINE PILLE FÜR ALLE UND GEGEN ALLES

»Du hast Kopfschmerzen nach unserem tollen Betriebsfest gestern? Ich habe da mal was ...« Und schon schiebt die wohlmeinende Kollegin dem Leidenden über den Schreibtisch eine Pillenschachtel hin. Wer kennt diese Szene nicht aus den allabendlichen ungeliebten Werbeunterbrechungen? Oder Sie kennen diese Situation direkt aus dem Freundeskreis, in dem Erfahrungen mit Erkältungsarzneien ausgetauscht werden, mitunter die Medikamente selbst.

Selbstmedikation auf Verdacht, Hilfsbereitschaft und gut gemeinte Ratschläge medizinischer Laien. In den seltensten Fällen ist man damit gut beraten – Stichwort Nebenwirkungen.

Schmerzmittel, Medikamente überhaupt, haben einen gewaltigen Fortschritt in der Bekämpfung der verschiedensten Erkrankungen bewirkt – ohne Zweifel! Und viele wünschen sich, sie könnten ohne Bedenken und ohne irgendwelche Einschränkungen das Leben genießen, weil es für alles eine Pille gibt.

One for all – ein Medikament für alle und vielleicht sogar gegen alle Leiden. Das ist ein uralter Wunsch, der sicherlich unerfüllbar bleiben wird. Aber sollten wir nicht davon ausgehen können, dass es für jede Krankheit und für jeden Patienten, jede Patientin eine möglichst passende, sprich helfende Arznei gibt?

Was wird wem verschrieben?

Männer erhalten, vorausgesetzt natürlich, sie suchen überhaupt einen Arzt auf, häufiger Medikamente zur Behandlung von hohem Blutdruck und anderen Herz-Kreislauf-Erkrankungen sowie Aufputschmittel (Psychostimulantien).

Frauen werden dagegen häufiger Medikamente zur Behandlung von psychischen Störungen (Antidepressiva, Beruhigungs- und Schlafmittel) sowie Schmerzmittel verordnet.

Frauen nehmen im Durchschnitt mehr Medikamente ein als Männer. Sie führen auch häufiger Selbstbehandlungen mit rezeptfrei erhältlichen Medikamenten durch.

Frauen verändern meist schneller die ärztliche Therapie und setzen z. B. Tabletten ab.

WARUM MANCHE MENSCHEN NICHT »THERAPIETREU« SIND

Studien belegen, dass zwischen 50 und 60 Prozent der Patientinnen und Patienten nicht »therapietreu« sind. Das heißt, sie nehmen die von ihrem Arzt oder ihrer Ärztin verordneten Medikamente nicht so ein, wie es in der Praxis besprochen wurde.

Ihre Argumente dazu fallen recht unterschiedlich aus. Dass man es mal vergisst, seine Tablette einzunehmen, kann vorkommen. Dass die empfohlenen Einnahmetermine – nach dem Aufstehen, nach dem Frühstück, auf nüchternen oder vollen Magen, zum Mittagessen – nicht bei jedem und jeder in den persönlichen Tagesablauf passen, ist auch verständlich. Aber Medikamente in der Apotheke zu holen und dann einfach überhaupt nicht einzunehmen ... Das verärgert nicht nur den Arzt, so er überhaupt davon erfährt. Sein Behandlungskonzept gerät in Unordnung, aber auch der Patient erreicht das gewünschte Behandlungsziel nicht, er wird seine Beschwerden nicht los, kommt vielleicht wieder ins Krankenhaus, muss mitunter sogar frühberentet werden. Er ist mit Sicherheit unzufrieden.

Diese Verhaltensweise ist ärgerlich für Arzt und Patient – aber auch für das gesamte Gesundheitssystem. Denn es ist zum Fenster hinausgeworfenes Geld. Diese

Art der »Non-Compliance«, also die mangelnde Mitarbeit des Patienten an der verordneten Therapie oder, noch umfassender, die »Non-Adhärenz«, die Weigerung oder Unfähigkeit des Patienten, ärztliche Anweisungen zu befolgen, kostet. Zehn Milliarden Euro – pro Jahr! – müssen das Gesundheitssystem und damit wir alle dafür allein in Deutschland aufbringen.

Es lohnt also, sich über die Gründe einer »Therapieverweigerung« Gedanken zu machen. Und schon sind wir wieder bei einer Medizin und den Medikamenten, die auf den Patienten, die Patientin zugeschnitten sein sollten.

Ein durchaus ernst zu nehmender Grund, ein Medikament nicht mehr einzunehmen, ist: »Ich habe die Tablette nicht vertragen.« Diese Aussage führt zu konkret verfolgbaren Ansätzen: Ist die Dosierung die richtige? Richtig für eine Frau? Richtig für einen Mann? Verträgt sich der Wirkstoff möglicherweise nicht mit anderen Wirkstoffen, die ebenfalls eingenommen werden sollen? Für Letzteres könnte übrigens die sich seit Langem in der Pipeline befindliche elektronische Gesundheitskarte Abhilfe schaffen, in der alle zumindest von verschiedenen Ärzten verordnete Arzneimittel vermerkt werden, allerdings nicht die frei verkäuflichen. Wichtig in dem Zusammenhang ist außerdem, ob die Modalitäten der Einnahme mit dem Patienten, der Patientin ausführlich besprochen wurden. Passen sie in den Lebensalltag oder müssen Veränderungen getroffen werden? Kann es Nebenwirkungen geben und, wenn ja, welche? Ist es ein Medikament, dessen Wirksamkeit bei unterschiedlichen Geschlechtern getestet wurde?

Fragen, deren Antworten uns alle weiterbringen.

DER LANGE WEG ZUM GUTEN MEDIKAMENT

Von der Idee bis zu dem Zeitpunkt, an dem ein Arzt ein neu entwickeltes Medikament per Rezept verordnen kann, dauert es im Durchschnitt locker dreizehn Jahre! Kein Wunder, dass beim Auftreten von Covid-19 niemand mal so einfach in den Arzneischrank greifen und ein Wundermittel hervorholen konnte. Und letztlich hat gerade die Pandemie gezeigt, dass es doch möglich sein kann, unter Druck – in dem Fall durch die Brisanz der Erkrankung – Kräfte zu mobilisieren, zu potenzieren, auch über Ländergrenzen und Konkurrenzgedanken hinweg.

Viele Hundert Einzelschritte, eine aufwendige Suche nach den Krankheitsursachen und -auslösern sind notwendig, damit die richtige Substanz – die die Erkrankung wirksam bekämpft, mildert oder am besten beseitigt – gefunden wird. Wo kann solch ein Wirkstoff ansetzen, wie laufen die ausgelösten Reaktionen im Körper ab, gibt es bereits Wirkstoffe, die auf ihre Verwendbarkeit im neuen Fall geprüft werden müssen? Wo arbeiten Forschergruppen schon daran, mit wem kann man kooperieren? Wie technisch aufwendig ist die Herstellung des Wirkstoffs, rechtfertigt der zu erwartende Nutzen den notwendigen Aufwand?

Solche und viele andere Hürden mehr stellen sich auf dem langen Weg, bis ein Medikament Eingang in Behandlungen finden kann. Wir sprechen, wie gesagt, von Jahren bis Jahrzehnten.

MENSCHEN UND MÄUSE: MÄNNLICH, JUNG UND GESUND

Eine erste Phase bei der Entwicklung von Medikamenten, die »vorklinische«, findet im Labor statt, weitgehend im Tierversuch. Was viele sogar in versierten Forscherkreisen lange Zeit nicht für beachtenswert hielten: Bei Labortieren, in der Regel sind es Mäuse, spielt das Geschlecht ebenfalls eine Rolle. Vorzugsweise werden vor allem Männchen benutzt. Warum? Ganz einfach: Sie haben keine gravierenden hormonellen Schwankungen, die sich auf die Untersuchungsergebnisse auswirken könnten. Außerdem sind sie billiger zu haben, weil die weiblichen zur Zucht gebraucht werden.

Die Auswirkungen solcher einseitiger Forschungen sind nicht zu unterschätzen. Wenn die vorklinische Forschung in eine nächste – klinische – Phase kommt, in die dann Menschen einbezogen sind, ist das Muster ähnlich: Lieber Männer in die Testgruppen, die haben weder Monatsblutungen noch Hormonschübe und, was weiter entscheidend ist, sind auf keinen Fall schwanger. Damit kristallisiert sich die typische Testperson heraus: junger Mann, gesund, weiß …

Letzteres zu erwähnen, ist durchaus wichtig. In den USA haben sich manche Medikamente nicht nur für weibliche Anwenderinnen als wenig wirksam oder mit Nebenwirkungen als Folge herausgestellt, sondern auch bei Menschen unterschiedlicher Hautfarben. Da genetische Unterschiede der Ethnien nachgewiesenermaßen minimal sind, müssen soziokulturelle Ungleichheiten und psychische Rahmenbedingungen in entsprechende Studien einbezogen werden. Das wurde 2019 u. a. in einer wissenschaftlichen Arbeit der Universität von Vancouver am Beispiel von Zulassungsstudien für Krebsmedikamente thematisiert. Nur an etwa 60 Prozent von ihnen hatten Menschen ethnischer Minderheiten teilgenommen.[13]

Auch der Entwicklungs- und Zulassungsprozess von Impfstoffen gegen das Coronavirus hat das Problem wieder sichtbar gemacht. So forderte der amerikanische Chefvirologe Anthony Fauci die Pharmafirmen 2020 auf, verschiedene Ethnien in die Testgruppen einzubeziehen. Geschehe dies nicht, könne das unbeabsichtigte Folgen haben, Unwirksamkeit oder sogar gesundheitliche Schäden. Diese wissenschaftlichen und gesellschaftlichen Debatten sind durchaus mit denen zur Gendermedizin vergleichbar.

ARZNEISCHRANK FÜR SIE UND IHN

Wie weiter vorn beschrieben, sind es vor allem die Hormone, die die biologische Unterschiedlichkeit zwischen den Geschlechtern bestimmen. Diese chemischen Botenstoffe, die eine Vielzahl von Funktionen im Körper und deren Zusammenspiel – den Stoffwechsel – maßgeblich regeln, sind auch Ursache für unterschiedliche Wirkungen von Medikamenten bei Frauen und Männern.

Eine solche hormonelle Komponente ist zum Beispiel Ursache dafür, dass eine Tablette im weiblichen Verdauungstrakt etwa das Doppelte an Zeit braucht, bis sie verarbeitet ist und wirken kann. Brauchen Frauen deshalb eine andere Dosierung bei bestimmten Medikamenten? Vieles spricht dafür.

Manche Wirkstoffe haben sich als zum Teil ungeeignet für den weiblichen Organismus herausgestellt. Patientinnen haben damit unliebsame Erfahrungen gemacht. Wer an Bluthochdruck leidet, bekommt häufig die sogenannten »ACE-Hemmer« oder auch »Betablocker« verschrieben. Diese Medikamente lösen bei Frauen viel häufiger als bei Männern Reizhusten aus. Nachgewiesen sind auch gehäufte Herzrhythmusstörungen. Selbst so ein altbekanntes Arzneimittel wie Aspirin, dessen Wirkstoff ASS über lange Zeit tatsächlich den

Ruf hatte, ein Medikament gegen (fast) alles zu sein, wurde in den letzten Jahren kritischer bewertet. Sicher ist sein Nutzen zur Schmerzlinderung unbestritten – wenn man niedrige Dosen und auch sie nur über einen kürzeren Zeitraum einnimmt. Viele Menschen schlucken ASS, auch auf Empfehlung ihres Arztes, vorbeugend gegen Herzinfarkt. Bei Frauen wurde diese schützende Wirkung aber nicht festgestellt. Allerdings spricht vieles dafür, dass ASS sie vor einem Schlaganfall schützen könnte. Dennoch: Auch dann sollten diese Medikamente nicht ohne vorausgegangenes Gespräch mit dem Arzt oder der Ärztin eingenommen werden!

Ein weiteres Beispiel ist Digitalis, häufig verordnet bei Herzschwäche. Es hat seinen Ruf als allseits anwendbares Medikament verloren, als sich zeigte, dass Frauen nach der Einnahme überdurchschnittlich häufiger als Männer starben! Nun wird zu einem vorsichtigen Einsatz und einer geringeren Dosis von Digitalis bei Frauen geraten, weitere Studien dazu sind angekündigt ...

Es ist nicht nur eine launige Idee des Jenaer Pharmakologen Oliver Werz, der dazu rät, zu Hause am besten zwei getrennte Arzneimittelschränkchen – für sie und ihn – einzurichten. Damit es gar nicht erst zum gut gemeinten, aber mitunter folgenschweren Austausch von Tabletten kommt.

DER CONTERGAN-SCHOCK UND SEINE FOLGEN

Bis zu den tragischen Ereignissen um das Medikament Contergan waren Frauen aus klinischen Studien, die nicht gezielt Arzneimittel für sie prüften, ausgeschlossen, wegen hormoneller Schwankungen, etwaiger Schwangerschaften.

Dann geschah Folgendes: Schwangeren Frauen wurde Anfang der Sechzigerjahre des vergangenen Jahrhunderts in Deutschland, aber auch in anderen Ländern, das Beruhigungs- und Schlafmittel Contergan gegen die in der Schwangerschaft häufige Morgenübelkeit verordnet. Noch kurz zuvor war es sogar rezeptfrei erhältlich gewesen. In dieser Zeit wurden zunehmend mehr Kinder mit Organschädigungen geboren, vielen von ihnen fehlten Gliedmaßen. Man weiß heute, dass es weltweit bis zu zehntausend Kinder waren! Verursacher dieser körperlichen Folgen war der Wirkstoff Thalidomid, der das heranwachsende Kind im Mutterleib massiv schädigte, zu Missbildungen und mitunter sogar zur Totgeburt führte. Natürlich konnten vorangegangene Medikamentenstudien mit männlichen Teilnehmern ja keine Warnzeichen aussenden!

In der Folge setzte sich die Erkenntnis durch, dass ein Ausschluss von Frauen aus der klinischen Testung von Arzneimitteln keine Sicherheit, sondern im schlimmsten Fall das Gegenteil davon erbringen kann.

Wie muss man aber vorgehen, um Nutzern und Nutzerinnen die Wirksamkeit und möglichst hohe Sicherheit von Medikamenten zu garantieren? Viele Arzneimittelhersteller betonen, sich inzwischen an die zum Beispiel in Amerika und in Europa erlassenen gesetzlichen Vorschriften zu halten, die es vorschreiben, dass auch Frauen ausreichend – und sicher – in die klinischen Prüfungen von neuen Wirkstoffen und Medikamenten einbezogen werden. So gibt es inzwischen wissenschaftliche Zeitschriften, die Studien nur dann veröffentlichen, wenn beide Geschlechter eingeschlossen waren. Für neu zugelassene Medikamente können wir mittlerweile zu einem großen Teil davon ausgehen, dass dies alles vorschriftsmäßig berücksichtigt wird. Wissenschaftler und in der Praxis tätige Ärztinnen und Ärzte bemängeln aber, dass die vielen Tausend Arzneimittel, die es schon seit Jahren auf dem Markt gibt, solchen Nachprüfungen auf die Wirksamkeit und eventuelle Nebenwirkungen bei Frauen und Männern nicht unterzogen wurden. Das muss dringend geändert werden!

Die Entwicklung von verträglichen, wirksamen und im besten Fall heilenden Arzneimitteln ist also wie beschrieben aufwendig, langwierig – und teuer. Gegenwärtig sprechen Experten des Science Media Center Deutschland von bis zu 2,7 Milliarden Euro, die es kostet, bis ein einziges Medikament zugelassen wird.[14] Einer der Gründe dafür ist, dass letztendlich überhaupt nur etwa elf Prozent aller möglichen wirksamen Substanzen infrage kommen und sich als anwendbar erweisen. Pharmaunternehmen wollen, müssen jedoch verdienen! Deshalb gehen sie mitunter Wege, die den Patienten nicht direkt helfen. Es werden alle Forschungskapazitäten auf solche Medikamente gelenkt, die bei möglichst vielen Menschen eingesetzt werden können. Weniger häufig auftretende Krankheiten blieben lange Zeit mehr oder weniger unbeachtet. Die Medikamente für selten auftretende Krankheiten – »orphan drugs« – sind aus unternehmerischer Sicht eben leider oft nicht interessant für die Industrie. Das ist hart für die Betroffenen. Wir erfahren oft von den Schicksalen solcher Patienten in den Medien. Sogar Hollywood hat sich dieser Thematik verschiedentlich angenommen. Erinnert sei an den anrührenden Film »Lorenzos Öl«[15], in dem sich Eltern angesichts des Schicksals ihres an ALD erkrankten Sohnes gemeinsam mit Ärzten und Wissenschaftlern für eine Therapie starkmachten. ALD ist übrigens eine seltene erbliche Stoffwechselkrankheit, die ausschließlich Jungen betrifft.

Glücklicherweise gibt es zunehmend staatliche Mittel, um auch solche Medikamente zu entwickeln, die diesen Patienten helfen können. Die Kostenfrage spielt natürlich eine wichtige Rolle, wenn es um geschlechterspezifische Arzneimittel geht, denken wir an die »billigeren« männlichen Mäuse. Es werden mehr Testgruppen benötigt und dies in der gesamten Entwicklungs- und Testphase – Labor, klinische Studien – bis zur Marktreife und zur Bewerbung des Endprodukts. Der Aufwand ist einfach insgesamt um vieles höher. Auch Überzeugungsarbeit muss bei allen Mitspielern im Markt geleistet werden, zum Beispiel bei den Krankenkassen, die bestimmte Produkte in ihren Leistungskatalog aufnehmen sollen.

Es ist immer ein Event, wenn Pharmafirmen neu entwickelte Medikamente präsentieren können. Sie tun dies häufig bei Fachveranstaltungen und Pressekonferenzen, um die versammelte Ärzteschaft und die Vertreter großer Fachzeitschriften davon zu überzeugen, diese neuen Präparate zu verordnen. Denn nur dann werden große Herstellungszahlen möglich, wird der Umsatz vervielfacht, werden die hohen Entwicklungsausgaben wieder »reingeholt«. Wir waren als Medizinjournalisten häufig bei solchen Präsentationen dabei.

Und als wir begannen, uns mit Gendermedizin und den damit zusammenhängenden Problemen zu beschäftigen, stellten wir regelmäßig die Frage, inwieweit das neue Mittel speziell auf die Wirksamkeit bei Männern und Frauen getestet worden sei. Natürlich nur, wenn es sich nicht um ein Arzneimittel in der Frauenheilkunde oder bezogen auf die männlichen Fortpflanzungsorgane handelte.

Die Antworten ähnelten sich. Solche Daten habe man natürlich erhoben. Das schreibe der Gesetzgeber ja auch vor. Aber was geschieht damit? Dann hörte man zumeist Ausflüchte: Solche Studien seien in Bearbeitung und würden erst genau ausgewertet, man ziehe sie später heran. Andere Firmen verwiesen auf die Ergebnisse der vierten Phase der klinischen Studien, also nach der Zulassung, wenn alle Patienten und Patientinnen das Medikament erhalten könnten. Dann werde man »sehen«, »die Erfahrungen der Ärzte und

Patienten abwarten«. Auf den Beipackzetteln würde ja auch aufgefordert, alle Nebenwirkungen dem Arzt oder der Firma zu melden. Dabei hat jeder zweite Deutsche schon einmal unerwünschte Nebenwirkungen bei Arzneieinnahme erlebt, so 2019 in einer Umfrage im Auftrag des Portals www.nebenwirkungen.de zu lesen.

Das sollte sich doch ändern lassen.

FRAGEN SIE IHREN ARZT ODER APOTHEKER …

Viele Ärztinnen und Ärzte beklagen, dass es in den Informationen, die ihnen zu neuen Medikamenten zur Verfügung gestellt würden, kaum Hinweise zu unterschiedlicher Dosierung und Anwendungsempfehlungen mit Blick auf Frauen und Männer gäbe. Entsprechend hilflos sind in dieser Beziehung die Apothekerinnen und Apotheker, die von ihren Kundinnen zunehmend danach gefragt werden.

Kann der Beipackzettel helfen? Kaum. Laut der eben erwähnten Umfrage lesen ihn sowieso nur 19 Prozent aller Patienten in Deutschland, in der Mehrzahl Frauen. In der Regel herrscht Fehlanzeige, wenn Sie beim betreffenden Arzneimittel nach Informationen suchen, wie sich die Medikamente in der Anwendung geschlechtsspezifisch unterscheiden. Die Ausnahme: Auf besondere Einnahmebedingungen im Fall einer Schwangerschaft wird immer hingewiesen.

Experten gehen davon aus, dass es – sollten die Unterschiede bei den verschiedenen Geschlechtern wirklich ernsthaft bewertet werden – in vielen Fällen zu einer Verzögerung der Zulassung kommen würde. Und damit ist natürlich wieder ein finanzieller Mehraufwand verbunden. Neue differenzierte Studien, eventuell die Entwicklung unterschiedlicher Produktionslinien wären die Folgen solch einer intensiven Auseinandersetzung. Und dass Altmedikamente nicht auf diese Unterschiede getestet wurden, solange es nicht Pflicht sei, verstünde sich damit von selbst.

Das Corona-Virus und die Pandemie scheinen es geschafft zu haben, Veränderungsprozesse einzuleiten. Impfstoffe wurden in sagenhaft kurzer Zeit entwickelt, und dies nach Stand der bisherigen Erkenntnisse und Aussagen der Hersteller mit größtmöglicher Sicherheit für die Anwender. Auch die Frage nach der Wirksamkeit und Verträglichkeit der Vakzine, der Impfstoffe, bei Frauen und Männern wurde frühzeitig gestellt – schon deshalb, weil Unterschiede in der Häufigkeit der Erkrankung und deren Intensität zwischen den Geschlechtern und Altersgruppen wahrgenommen wurden. Vergessen wir nicht: Viele Fragen dazu sind naturgemäß noch in der »Pipeline«. Was wir aber jetzt schon lernen: Besondere Situationen machen besondere, andere Maßnahmen, raschere Entscheidungen als bisher möglich.

Was können Patientinnen und Patienten nun selbst tun, damit sie ein möglichst sicheres Medikament gegen ihre Beschwerden, ihre Erkrankung bekommen?

Fragen Sie Ihren Arzt, Ihre Ärztin, wenn Sie ein Arzneimittel verordnet bekommen: Ist es auf die Wirkung bei Frauen und Männern getestet worden, hat Ihr Arzt Erfahrungen dazu gemacht? Wenn nicht, versteht er Ihre Frage vielleicht als Anregung, genauer gerade darauf zu achten! Seien Sie selbst achtsam – mit Blick auf Ihre Lebensumstände, Ihre körperliche und psychische

Situation. Auch in der Apotheke finden Sie dazu Ansprechpartner und Ansprechpartnerinnen.

Lesen Sie den Beipackzettel aufmerksam. Werden Ihr Geschlecht, Ihr Gewicht und Ihr Alter bei der empfohlenen Dosierung berücksichtigt? Und nehmen Sie ernst, was zu Nebenwirkungen gesagt wird. Wenn diese oder andere auftreten, informieren Sie darüber Ihren Arzt oder auch, über deren Internetseite, die Herstellerfirma.

Das alles muss, das ist ebenso wichtig, natürlich genauso für freiverkäufliche Arzneimittel, naturheilkundliche Produkte oder Nahrungsergänzungsmittel gelten. Sie sind keine Medizinprodukte, sind nicht umfassend getestet und können möglicherweise schwerwiegende Nebenwirkungen haben wie Medikamente auf Rezept.

Frauen greifen häufiger als Männer zu den frei verkäuflichen Schlaf- oder Beruhigungsmittelchen. Diese vertragen sich häufig nicht mit anderen Arzneien. Denken Sie außerdem daran, dass zu viele Vitamine mehr schaden als nützen. Im besten Fall schaden sie »nur« dem Geldbeutel …

Und schließlich – recherchieren Sie selbst sorgfältig im Internet, am besten auf zertifizierten Websites.

Ärztinnen und Ärzte, vor allem viele jüngere, schätzen es zunehmend, wenn ihre Patientinnen und Patienten gut informiert in die Sprechstunde kommen und sich als kompetente Gegenüber im Gespräch zu ihren eigenen gesundheitlichen Problem herausstellen. Wenn Sie unsicher sind, was seriöse Informationsquellen betrifft: Beraten Sie gemeinsam mit Ihrem Arzt oder Ihrer Ärztin darüber, wo Sie sich gut und umfassend informieren können.

Wenn Sie eine chronische Krankheit haben, ist es vielleicht eine Website der entsprechenden Selbsthilfegruppe, in der Sie Erfahrungen austauschen können. Auch Internetauftritte der Krankenkassen sollten Hilfestellungen geben.

Im Übrigen zeigte sich in aktuellen Umfragen, dass es immer mehr Frauen sind, die die Möglichkeiten der Information aus dem Internet nutzen. Und nicht umsonst sind es auch Frauen, die offener für die Möglichkeiten der Prävention sind. Wieder so ein geschlechterspezifischer Unterschied …

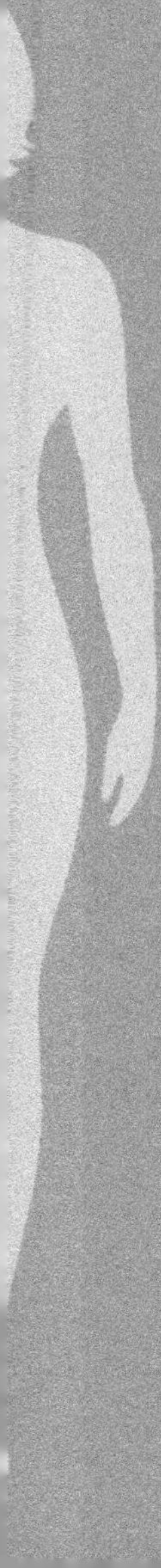

DIESER MUSKEL IST EINE HERZENSSACHE

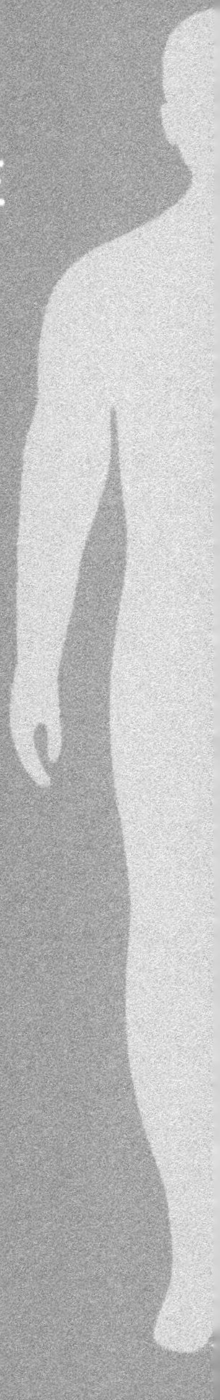

In unserem Freundeskreis gibt es viele kluge Frauen, die sich umfassend informieren und auf ihre Gesundheit achten. Wir fragten sie, welche Erkrankung sie für sich – und andere Frauen – für die bedrohlichste halten. Sie antworten durch die Bank, dass ihnen eine Krebserkrankung am gefährlichsten erscheine. Brustkrebs, Darmkrebs, auch Lungenkrebs würden immer häufiger bei Frauen auftreten.

Hätten Sie ebenso getippt? All diese Nennungen sind gemessen an der Zahl der tatsächlichen Erkrankungen nicht direkt falsch, aber eben auch nicht richtig. Die häufigsten Todesursachen bei Männern und Frauen sind Herz-Kreislauf-Erkrankungen und unter ihnen dominiert der Herzinfarkt. Die Krebserkrankungen rangieren bei beiden Geschlechtern auf Platz zwei. Das ist in Österreich und in der Schweiz nicht anders.

So ein Irrtum kann folgenschwer sein, weil er den Blick verstellt und dazu führen kann, dass wichtige gesundheitliche Signale nicht wahr- und ernst genommen werden. Denn noch immer hat sich nicht herumgesprochen, dass die Symptome des Herzinfarktes bei Männern und Frauen verschieden sein können.

Bei Frauen sind es vor allem: Atemnot oder Atemaussetzer, Schmerzen im Oberbauch, Übelkeit und Erbrechen, Schmerzen in der Brust, die in Arme, Hals und Schultern ausstrahlen, Magenschmerzen, Ziehen im rechten Arm, anhaltende Müdigkeit.

Bei Männern: Brennen im Brustkorb, Druck auf die Brust, Schmerzen hinter dem Brustbein, die in einen oder beide Arme, in den Kiefer oder auch den Nacken ausstrahlen, kalter Schweiß, fahle Gesichtsfarbe,

Atemnot, Unruhe, Todesangst, Schwindel, Schwächegefühl.

In diversen Internetforen finden sich deshalb Berichte von Frauen, die einen Herzinfarkt erlitten: Sie hatten Symptome nicht erkannt oder nicht für voll genommen, wollten sich selbst und den Partner nicht unnötig beunruhigen, haben den seit Langem dringenden Arztbesuch mit Rücksicht auf die Familie verschoben. Andere erzählen, dass der Arzt zunächst eine Magenverstimmung angenommen und sie entsprechend behandelt habe. Und wieder andere Betroffene schildern, dass der Rettungsdienst erst nach drei Stunden kam, weil von diesem die Dringlichkeit anhand der genannten Symptome gleichfalls nicht als so bedrohlich eingestuft wurde.

Hartnäckig – und trotz aller Aufklärungsversuche in den Medien – hält sich nämlich die Meinung, dass der Herzinfarkt – und eben alles, was mit dieser lebenswichtigen Pumpe zu tun hat – vor allem die Männer betrifft. Zwar ist es immer noch richtig, dass Frauen vor Ausbleiben der Regelblutung, also vor der Menopause, durch die schon vielzitierten Geschlechtshormone besser geschützt sind und damit ein geringeres Infarktrisiko haben. Aber selbst das ändert sich gerade spürbar – mit steigender Lebenserwartung, vor allem aber auch mit den sich verändernden Lebensgewohnheiten. Frauen in unserer Gesellschaft rauchen zunehmend häufiger, sind übergewichtig, erkranken an Diabetes und haben Bluthochdruck – Infarktrisikofaktoren, die mehr und mehr Frauen jüngeren Alters betreffen.

Notfallmediziner berichten außerdem das: Wenn

hinlänglich bekannte Infarktsymptome beim Partner auftreten, rufen Ehefrauen und Lebensgefährtinnen, ohne zu zögern, Notarzt und Rettungswagen. Weil ein Herzinfarkt ja doch immer Männer betrifft …

Vor allem bei über 65-jährigen Frauen, von denen viele allein leben, vergehen in akuten Situationen oft bis zu viereinhalb Stunden, ehe sie in der Notaufnahme sind. So schmilzt wertvolle Zeit dahin, ehe eine lebensrettende Behandlung eingeleitet werden kann.

Dabei ist die »Prähospitalzeit«, die Zeit vom Beginn des Infarkts bis zum Eintreffen im Krankenhaus, ein kritischer Zeitraum, der über Leben oder Tod entscheidet. Ziel sei es, so sagen Notfallmediziner, innerhalb von sechzig Minuten nach den ersten Symptomen die Klinik zu erreichen. Wie lange dies wirklich dauert, hängt stark davon ab, wo jemand wohnt und wer er oder sie ist. Stadt oder Land und eben: Mann oder Frau.

Achtung Ersthelfer: Schnelle Hilfe ist gefragt!

Tel.: Die Notrufnummer 112 gilt europaweit.

1. Notruf anwählen!

2. Betroffene Person mit erhöhtem Oberkörper lagern, beengende Kleidung öffnen!

3. Ruhe bewahren und ausstrahlen!

4. Bei Bewusstlosigkeit: Herzdruckmassage anwenden! 100- bis 120-mal in der Minute. Die Beatmung können Unerfahrene weglassen.

PROBLEM THEORETISCH ERKANNT, ABER NICHT GEBANNT

1991 brachte die amerikanische Ärztin Bernadine Healy das »Yentl-Syndrom« in die Diskussion. Die erste Direktorin des *National Institutes of Health* bezog sich dabei auf den Musical-Film Yentl (1983)[16] mit Barbra Streisand in der Hauptrolle: Ein jüdisches Mädchen verkleidet sich als Mann, um die gewünschte Ausbildung zu erhalten. Für Healy war dieser Film ein Synonym dafür, dass Frauen Symptome des männlichen Herzinfarkts aufweisen müssten, um eine adäquate Behandlung zu bekommen. Ihre Forschungen in diese Richtung waren damals – mit denen anderer amerikanischer Wissenschaftlerinnen – wegweisend für die Entwicklung der »Gender Medicine«, insbesondere, was das Verständnis für den Herzinfarkt bei Frauen betraf.

Barbra Streisand selbst ist nicht zuletzt durch entsprechende tragische Ereignisse in ihrer Familie involviert: 2014 gründete sie mit anderen engagierten Frauen die Women's Heart Association, eine Organisation, die sich für Aufklärung – bei den Frauen und Ärztinnen und Ärzten – einsetzt. Es gibt in den USA inzwischen Frauenherzzentren und spezielle Sprechstunden. Ein ziemlich aktuelles Beispiel dafür sind die von der American Heart Association – einer wichtigen amerikanischen Organisation, die sich mit Prävention und Therapie von Herzerkrankungen befasst – herausgegebenen unterschiedlichen Leitlinien für Männer und Frauen zur Prävention von kardiovaskulären Erkrankungen, also der Vorbeugung von Herz-Kreislauf-Erkrankungen. Zum ersten Mal in solchen Dokumenten wird auf unterschiedliche Risiken bei der Entstehung des Schlaganfalls hingewiesen. Und namhafte Fachmedien nehmen inzwischen Studienberichte nur an, wenn diese geschlechterspezifisch angelegt und ausgewertet werden.

Auch in Deutschland treffen wir, wenngleich vereinzelt, auf solche Beispiele. Natascha Hess, Kardiologin mit Praxen in Berlin und im Brandenburgischen, hat sich als eine der Ersten auf diesen Weg gemacht. Sie bietet speziell Frauen die Beratung und Behandlung bei kardiologischen Problemen an. Eine Herzsprechstunde für Frauen hat auch das Herzzentrum Leipzig. Ihre Leiterin ist die Kardiologin Sandra Eifert. Ihre Patientinnen kommen oft von weit her und können von leidvollen Umwegen durch Arztpraxen und Kliniken erzählen, wo man offensichtlich kaum etwas von den Herzerkrankungen, die mit bestimmten Symptomen bei Frauen auftreten, wusste. Bei Sandra Eifert konnten sie endlich mit ihrer Herzerkrankung kompetent und geschlechtsbezogen behandelt werden.

Man könnte natürlich sagen, dass es sicher besser wäre, wenn das Problem der Unterschiedlichkeit in den kardiologischen und anderen Sprechstunden ganz allgemein erkannt, ernst genommen und behandelt würde. Dann würden solche Angebote für Patientinnen überflüssig …

Wussten Sie, dass …

… eine gesunde Lebensweise – nicht rauchen, Vermeiden von Übergewicht, viel Bewegung – vor vielen Erkrankungen schützt, nicht zuletzt vor einem Herzinfarkt? Das gilt für alle!

… Herz-Kreislauf-Erkrankungen an der Spitze der Todesursachen in Deutschland stehen – bei beiden Geschlechtern?

… Männer häufiger einen akuten Herzinfarkt erleiden und daran sterben, mehr Frauen dagegen im Verlauf der Erkrankung und an Folgeerkrankungen sterben?

… es große regionale Unterschiede bei den Erkrankungs- und Sterbezahlen gibt? Altersstruktur und Rettungswege spielen eine Rolle.

Es hat sich herausgestellt, dass nicht alle Diagnosemethoden wie Ruhe- und Belastungs-EKG oder auch Echokardiographie bei beiden Geschlechtern gleich zu bewertende Ergebnisse bringen.

Bei Frauen kommt es gar nicht so selten zu »falsch-positiven« oder auch »falsch-negativen« Befunden nach einer Ergometrie, sprich auf dem Fahrrad. Solch ein Belastungs-EKG soll auf krankhafte Befunde wie zu hohen Blutdruck oder Durchblutungsstörungen hinweisen. Mit falsch-positiv sind Testergebnisse gemeint, die eine Störung signalisieren, die gar nicht vorhanden ist. Man erklärt sich derartige Testergebnisse bei Frauen damit, dass auch hier – wo eigentlich nicht? – Hormone im Zusammenspiel mit den Herzkranzgefäßen eine Rolle spielen. Auch der umgekehrte Fall falsch-negatives Testergebnis ist denkbar. Das EKG scheint in Ordnung, obwohl in Wirklichkeit eine Durchblutungsstörung vorliegt. Wenn sich der Arzt unsicher ist, muss er zumindest weitere Untersuchungen veranlassen. Die Tage des hinlänglich bekannten »In-die-Pedale-Tretens« in der Arztpraxis sind deshalb wohl gezählt, wegen solcher Unzuverlässigkeiten. Das Belastungs-EKG wird durch bildgebende Verfahren wie Herzultraschall, Magnetresonanz- und Computertomografie ersetzt. Sie liefern eindeutigere Ergebnisse zur Herzgesundheit, auch bei Frauen. Ermittelt wird nicht mehr auf dem Fahrrad, sondern in der »Röhre«!

EINE FRAU BEATMEN? LIEBER NICHT …

»Frauenherzen schlagen anders« – so titeln Frauen- und Gesundheitsmagazine gern, wenn sie über die Unterschiede beim Herzinfarkt von Frau und Mann berichten. Dass es unterschiedliche Symptome dafür gibt und diese verinnerlicht werden müssen, um für die Anwendung im Ernstfall parat zu sein, wird zwar inzwischen oft beschrieben, setzt sich aber offensichtlich, wie schon geschildert, schwer durch. Selbst Rettungssanitäter sind noch zu selten damit vertraut – was zu den oben beschriebenen Verzögerungen bei der Einlieferung in die Notfallambulanz bzw., wo vorhanden, in eine Chest-Pain-Unit, die Diagnostik- und Therapieeinheit im Krankenhaus zur Versorgung von Patienten mit akuten Brustschmerzen, führt.

Tritt der Herzstillstand ein, kann eine Herzmassage Leben retten. Richtig bedenklich wird es aber dann, wenn sich Angehörige oder Passanten nicht trauen, bei einem solchen Fall Erste Hilfe zu leisten. Die Gründe sind oft mangelnde Kenntnisse – sollten die nicht eigentlich unbedingt Schulstoff sein? Oder Angst vor einer möglichen Ansteckung, zu Corona-Zeiten taucht dies wieder als Frage auf.

Erleidet insbesondere eine Frau im öffentlichen

Raum einen Kreislaufstillstand, wird ihr, so beklagten amerikanische Kardiologen auf einem Kongress der amerikanischen Herzgesellschaft 2017, besonders häufig Hilfe verwehrt. Nur 39 Prozent von ihnen erhielten die potenziell lebensrettende Herzdruckmassage. Männer können in der gleichen Situation zu 45 Prozent mit Wiederbelebungsmaßnahmen rechnen. Damit haben sie eine um 23 Prozent höhere Wahrscheinlichkeit zu überleben. Für diese Studie wurden mehr als 19.000 Krankendaten ausgewertet. Die Ärzte vermuteten, es sei die Scheu davor, in solch einer Umgebung eine Frau zu berühren.[17]

Zudem hat die #MeToo-Debatte dieses ohnehin bestehende Problem leider noch verschärft. Bei einer Befragung, wiederum in den USA, gaben Männer an, Frauen deshalb nicht helfen zu können. Sie trauten sich nicht, deren Kleidung zu öffnen, eine Herzmassage durchzuführen oder von Mund zu Mund zu beatmen. Sie befürchteten, so geben sie an, später möglicherweise der unsittlichen Berührung bezichtigt zu werden. Ist das nur eine Ausrede? Wir wissen es nicht … Auf jeden Fall scheint es sinnvoll, was eine New Yorker Agentur nun durchsetzen will: in Übungskursen zur Reanimation auch Dummies, die dem weiblichen Körper nachgebildet sind, einzusetzen, damit die Ersthelfer die Scheu davor verlieren, eine weibliche Brust zu berühren. Hätten Sie diese Zurückhaltung bei den Männern vermutet?

EINE TINTENFISCHFALLE NAMENS TAKO-TSUBO

Die Pumpe in unserer Brust ist unser wichtigstes Organ. Es schlägt etwa 100.000-mal am Tag und befördert dabei bis zu 10.000 Liter Blut. In einer Minute durchläuft das gesamte Blut den Körper und kehrt wieder zum Herzen zurück.

Wenngleich Aufbau und Arbeitsweise des Herzens bei Männern und Frauen zwar grundsätzlich gleich sind, gibt es doch Unterschiede: Männer haben ein etwas größeres und schwereres Herz – bis zu 320 Gramm. Ein Frauenherz wiegt dagegen etwa 280 Gramm. Die kleinere Größe gleicht das Frauenherz durch einen schnelleren Herzschlag aus – etwa 70-mal pro Minute, bei Männern 60-mal.

»Man sieht nur mit dem Herzen gut«, lässt Saint-Exupéry den Fuchs zum Kleinen Prinzen sagen. In diesem Satz ist ziemlich viel Emotion mit im Spiel. Aussagen, die in diese gefühlsbetonte Ecke zielen, gibt es viele. Wir sagen dem Herzen zum Beispiel nach, dass es brechen könnte – aus Liebe, Schmerz oder Verzweiflung. Zahlreiche Songtexte zeugen davon »Broken heart« besungen von Beyoncé, Britney Spears, Glatzkopf Telly Savalas, Yvonne Catterfeld … gebrochene Herzen gehen immer und zu allen Zeiten im Schlagergeschäft.

Und in der Medizin? Was hält die von »gebrochenen Herzen«, gibt es sie überhaupt? Es sieht tatsächlich so aus. Seit den Neunzigerjahren wird der Tako-Tsubo-Kardiomyopathie – Stress-Kardiomyopathie oder auch Broken-Heart-Syndrom – größere Aufmerksamkeit geschenkt. Die Symptome sind mit denen eines Herzinfarkts vergleichbar – Atemnot, Engegefühl in der Brust, auch EKG und Bluttest sprechen dafür. Entwarnung gibt eine Herzkatheter-Untersuchung, die beim Tako-Tsubo keine Verengung der Gefäße zeigt. Und noch mehr ist typisch: Es sind in der übergroßen Mehrzahl ältere Frauen, die nach den Wechseljahren nicht mehr durch die Geschlechtshormone geschützt sind, auf die diese Diagnose zutrifft. Den Ereignissen vorangegangen ist, so berichten es die Frauen, zumeist erhöhter Stress durch emotionale Situationen. In manchen Fällen ist es eine unerwartete Freude, die auslösend wirkt, in der Regel sind es aber tragische Ereignisse wie der Verlust des Partners, ein schwerer Unfall der Kinder, akute persönliche Probleme. Ein gebrochenes Herz eben. Die große Operndiva Maria Callas soll, verlassen von ihrem Liebhaber, dem Reeder-Millionär Onassis, im Alter von nur 53 an gebrochenem Herzen gestorben sein. Tragisch – und damit Stoff für eine große Oper.

Beim Broken-Heart-Syndrom werden Stresshormone ausgeschüttet, es kommt zu einer Verkrampfung des Herzens und zu verminderter Schlagkraft an der Herzspitze. Diese Verformung der linken Herzkammer, eine Veränderung der Herzspitze und die Verengung des Ausflusstraktes in die Aorta, ergeben eine optische

Ähnlichkeit mit einer in Japan gebräuchlichen Tintenfischfalle, und die heißt »Tako-Tsubo«.

Die betroffenen Frauen haben starke Schmerzen, ihr Blutdruck fällt ab, die Pumpleistung des Herzens lässt nach, der Körper wird nicht ausreichend mit Blut versorgt, es kommt zu heftigem Schweißausbruch und Übelkeit.

Vor noch wenigen Jahren wurden viele dieser Symptome – und damit die Erkrankung – noch kaum ernst genommen. Vielleicht weil es kein erkennbarer Herzinfarkt und seltener ist, weil die Ursachen noch weitgehend im Dunkeln liegen. Wenngleich man inzwischen weiß, dass Stress und große Emotionen Auslöser sind: Warum betrifft das dennoch vergleichsweise wenige Menschen, Stress haben immerhin viele? Und warum vor allem ältere Frauen? Eine Schweizer Forscherin glaubt, eine Antwort gefunden zu haben. Im Gehirn dieser Patienten kommunizieren nach Beobachtungen von Jelena Templin-Ghadri bestimmte Bereiche schlechter miteinander. Überwältigende Gefühle, so zieht sie ihre Schlüsse daraus, können sich direkt auf die Herzfunktion auswirken.[18]

In Schlagern heißt es oft, gebrochene Herzen seien unheilbar. Das kann man vom Tako-Tsubo glücklicherweise nicht sagen. 97 Prozent der Erkrankten erholen sich wieder. Gebrochene Herzen haben also eine große Chance, wieder zu heilen.

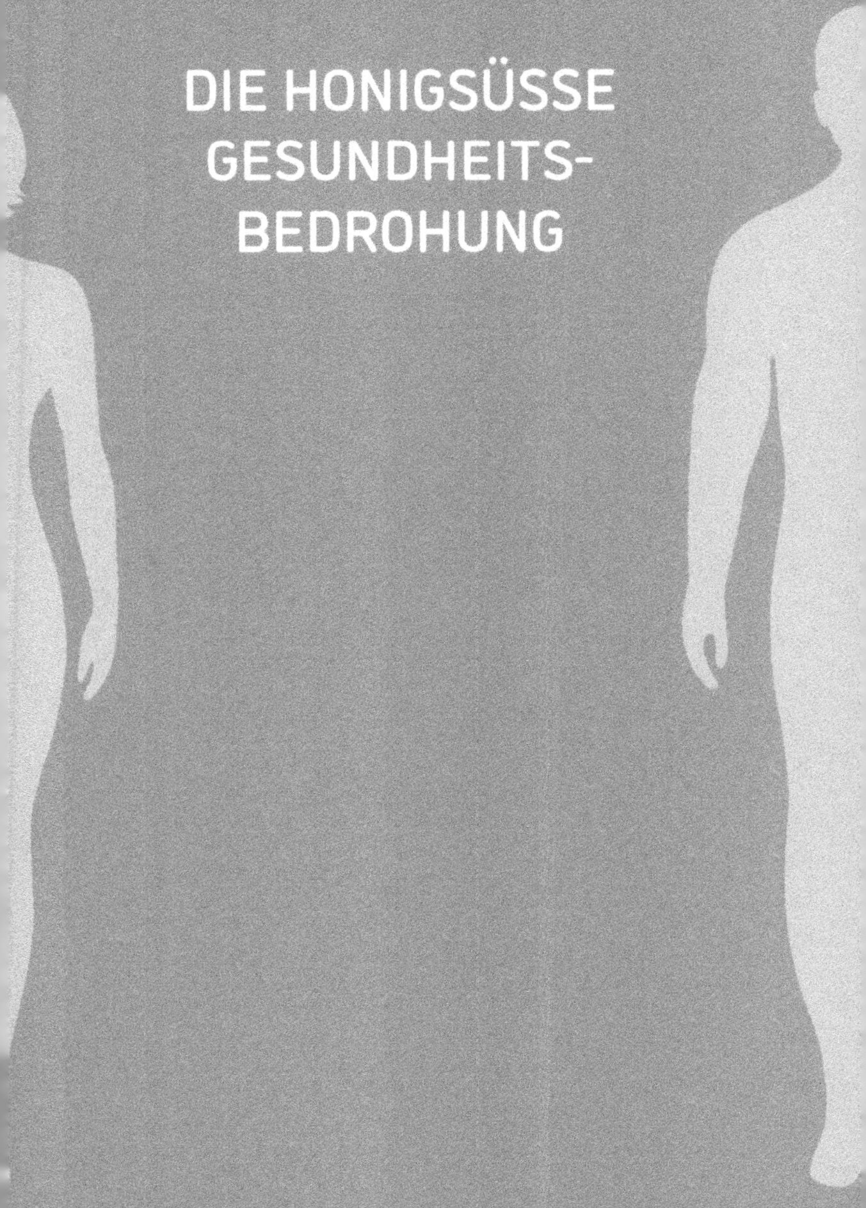

DIE HONIGSÜSSE GESUNDHEITS-BEDROHUNG

»Zucker stärkt die Nerven«, hieß es in unserer Kindheit. Ob das für Kinder gilt, sei dahingestellt, wobei der Zucker für uns damals weder für »Nerven«, noch für das Körpergewicht, sondern eher für die Zahngesundheit eine Rolle spielte. Achtung Karies! Süßigkeiten im Übermaß – das gab es für uns höchstens zu Weihnachten und im Osternest. Was oft mit einem verdorbenen Magen endete. Dicke Kinder waren vor etlichen Jahrzehnten eine Seltenheit. Das hat sich, wie wir jeden Tag auf der Straße sehen können, mächtig geändert. Bei Erwachsenen – das gleiche Bild.

Unbestritten ist: Mädchen und Jungen, Männer und Frauen essen – oft zu viel und sehr oft auch das Falsche. Waren in vergangenen Jahrhunderten – und heute noch in vielen Teilen der Welt – Hunger, Unter- und Fehlernährung Ursachen für Erkrankungen und frühen Tod, ist heute zunächst in den entwickelten Industriestaaten das Gegenteil der Fall. Übergewicht produziert jede Menge Krankheiten und vorzeitiges Sterben. Von einer Lawine sprechen Ärztinnen und Gesundheitsexperten, wenn von Diabetes, vor allem vom Typ 2, die Rede ist. Diese Wohlstandsstoffwechselerkrankung ist bei uns inzwischen zur bedrohlichen Volkskrankheit geworden.

DIE LAWINE ROLLT: DIABETES MELLITUS

Unvermeidbar ist an dieser Stelle ein Crashkurs in Sachen Diabetes mellitus, übersetzt »honigsüßer Durchfluss«. Erfahrene Hausärzte nippten, noch vor wenigen Jahrzehnten!, nur kurz am Urin des Patienten und wussten Bescheid. Zuckerkrank! Entscheidend für das Entstehen dieser Stoffwechselerkrankung ist das Insulin, eines von etwa 35 lebenswichtigen, geschlechtsneutralen Hormonen in unserem Körper. Gebildet in der Bauchspeicheldrüse regelt es den Zuckerstoffwechsel und den Blutzuckerspiegel. Das Insulin eröffnet dem Energielieferanten Zucker – Glukose – den Weg aus dem Blut in die Muskel- und Fettzellen. Zu wenig Insulin oder seine zu geringe Wirkung hat zur Folge, dass der Blutzuckerspiegel zu hoch oder, oft in Zusammenwirken mit anderen Faktoren wie Medikamenten, zu niedrig ist.

Wir kennen zwei Typen des Diabetes: Diabetes vom *Typ 1* ist eine Autoimmunkrankheit, die meist im Kindes- und Jugendalter oder im frühen Erwachsenenalter auftritt. Die Bauchspeicheldrüse produziert zu wenig oder kein Insulin mehr. Dieses Hormon reguliert wichtige Funktionen des Körpers und muss nun gespritzt werden – lebenslang. Diabetes vom *Typ 2* ist mittlerweile eine Volkskrankheit, die in der Vergangenheit vor allem ältere Menschen betraf. Sie entsteht u. a. durch Übergewicht und Bewegungsmangel. Dabei wirkt das Insulin der Bauchspeicheldrüse nicht mehr ausreichend, es sammelt sich zu viel Zucker im Blut an. Wird das nicht behandelt, werden viele Organe geschädigt.

Leider kommt an diesen Fakten inzwischen niemand mehr vorbei: In Deutschland waren 2017 rund 53 Prozent der Erwachsenen übergewichtig, sie haben einen Bodymaßindex (BDI) über 25. Das ist ein Anstieg um acht Prozent innerhalb von zwanzig Jahren. Dabei haben besonders die Männer ein unrühmliches Tempo vorgelegt – auf 62,1 Prozent (Übergewicht) bzw. 18,1 Prozent (Adipositas). Noch bedenklicher und brandaktuell der Bericht der Deutschen Gesellschaft für Ernährung Ende 2020: Vor allem junge Männer ab 18 bringen immer mehr auf die Waage!

Frauen stehen, und das war nicht immer so, mit einer Übergewichts- und Adipositasrate von 43,1 bzw. 14,6 Prozent etwas besser da.[19] In Österreich und der Schweiz sind die Zahlen ähnlich.

SCHWANGERSCHAFTSDIABETES – KEIN »FLÜCHTIGES EREIGNIS«

In Europa bringt inzwischen jedes fünfte bis siebte Kind mehr als das seinem Alter und seiner Größe gemäße Gewicht auf die Waage. Schon etwa 18 Prozent der Schulanfänger sind zu dick. Wer in der Kindheit bereits zu dick ist, wird, wenn nicht konsequent gegengesteuert wird, mit großer Wahrscheinlichkeit an Diabetes Typ 2 erkranken. Manche bereits in sehr jungen Jahren. Und wenn es nicht so ernst wäre, wäre es fast kurios: 15 von 1000 Kindern und Jugendlichen bis 18 haben in einer frühen Lebensphase eine Krankheit, die man noch bis vor wenigen Jahren Altersdiabetes nannte! Das scheint wenig, zeigt aber eine Tendenz an.

Die Weichenstellung für eine derartige Entwicklung und möglicherweise einen Diabetes Typ 2 kann schon vor der Geburt geschehen. Aber hieß es früher nicht: »Du bist jetzt schwanger, du musst jetzt für zwei essen«? Heute sind wir schlauer: Babys von übergewichtigen Müttern haben eine große Wahrscheinlichkeit, ebenfalls zu dick oder gar Diabetiker zu werden.

Damit hat sich Österreichs erste Professorin für Gendermedizin an der Medizin-Universität in Wien intensiv beschäftigt. Alexandra Kautzky-Willer ist Endokrinologin und damit jemand, die sich mit Hormonen,

Stichwort Insulin, gut auskennt. Dass sie sich nun mit den geschlechtsspezifischen Unterschieden beim Diabetes beschäftigt, habe, so erzählt sie, mit ihrem Einstiegsthema Schwangerschaftsdiabetes zu tun. Das ist eine Stoffwechselstörung, die bei bis zu zehn Prozent aller Schwangeren auftreten kann. Alles andere als ein flüchtiges Ereignis! Innerhalb von etwa zehn Jahren erkrankt jede Frau, die einen Schwangerschaftsdiabetes hatte, an Diabetes Typ 2!

Neuere Forschungen zeigen, dass sogar das Geschlecht des zu erwartenden Babys Einfluss auf den Schwangerschaftsdiabetes hat – der männliche Fötus begünstigt sein Entstehen. Man führt dies auf den Einfluss von dessen männlichen Geschlechtshormonen auf den Stoffwechsel der Mutter zurück.

Auch für das Kind selbst ist der Schwangerschaftsdiabetes nach der Geburt nicht »vergessen«. Nicht nur, dass es bei der Geburt besonders groß sein kann, auch die Wahrscheinlichkeit, selbst an Diabetes Typ 2 zu erkranken, steigt, vor allem bei Jungen. Mädchen, so hat man beobachtet, neigen bei dieser Krankheit ihrer Mütter sehr früh zu Übergewicht. Auch das ist natürlich ein Risikofaktor für Diabetes und andere Erkrankungen.

Faktoren, die zu Diabetes führen

Die Faktoren, die bei Frauen und Männern zu einem Diabetes führen, unterscheiden sich.

Zwei Drittel der Männer, 67 Prozent, und mehr als die Hälfte der Frauen, 53 Prozent, haben ein zu hohes Körpergewicht, jeder vierte und jede vierte von ihnen ist schwer übergewichtig (adipös). Tendenz steigend!

Vorsicht, Bauchfett! Die Fettverteilung unterscheidet sich bei Männern und Frauen: Bei ihr verteilen sich die überflüssigen Pfunde vor allem an Hüfte und Oberschenkeln, bei ihm am und im Bauch.

Nachgewiesen ist ein Zusammenhang zwischen Schilddrüsenerkrankungen und Diabetes – bei Frauen häufiger.

Männer mit erheblichem Testosteronmangel haben eine zu zwei Drittel höhere Wahrscheinlichkeit, an Diabetes zu erkranken. Diabetische Männer klagen etwa zehn bis fünfzehn Jahre früher über sexuelle Einschränkungen als ihre gesunden Altersgenossen. Haben Frauen höhere Werte an männlichen Sexualhormonen, ist ihr Diabetesrisiko größer.

Auch stärkere Blutungsphasen und mehr Menstruationsbeschwerden können Anzeichen für Diabetes sein.

DIAGNOSTIK MIT GESCHLECHTSSPEZIFISCHEM »WHISTLEBLOWER«

Wenn Ihr Arzt, Ihre Ärztin bei Ihnen einen Diabetes vermutet, wird für gewöhnlich der Nüchtern-Blutzucker gemessen. Mit anderen Worten: Ohne Frühstück ins Labor, ein Röhrchen Blut wird abgenommen.

Ist man in Ihrer Arztpraxis auf dem neuesten gendermedizinischen Stand, läuft es anders. Bei Männern wird wie bisher die Nüchtern-Blutzuckermessung vorgenommen. Durch sie können aussagekräftige Daten gewonnen werden, ob ein erhöhter Blutzuckerwert auf das Entstehen oder schon Bestehen eines Diabetes vom Typ 2 hinweist. Anders bei Frauen. Sie sollten »richtig« frühstücken, am besten mit einer ordentlichen Portion Zucker oder einem Glas Zuckerwasser (oraler Glukosetoleranztest), dann wird Blut abgenommen. Erst jetzt kann bei ihnen ziemlich sicher festgestellt werden, ob der Blutzuckerwert ansteigt. Nüchtern-Blutzuckertest bei Männern, Glukosetoleranztest bei Frauen – so sollte nach neuesten Erkenntnissen verfahren werden.

Eine Praxis, die sich durchaus noch nicht überall durchgesetzt hat. Nicht zuletzt deshalb wird ein Diabetes bei Frauen oft erst später erkannt! Achten Sie mal selbst darauf und fragen Sie gegebenenfalls nach, warum das nicht so gemacht wird. Denn nur auf der Grundlage eindeutiger Ergebnisse kann eine wirksame Therapie – für sie ebenso wie für ihn – aufgebaut werden!

Es gibt »Messinstrumente«, die Ärzte frühzeitig darüber informieren, ob bei ihren Patientinnen und Patienten das Risiko für eine bestimmte Krankheit besteht. Solche Biomarker, quasi die »Whistleblower des Körpers«, können manche Krebserkrankung oder Risikofaktoren für Herz- und Kreislauf-Erkrankungen rechtzeitig aufspüren. Einfaches Beispiel für einen Biomarker, den alle kennen, ist eine erhöhte Körpertemperatur, die Fieber, Indikator für eine Krankheit, signalisiert.

Auch beim Diabetes spielen Biomarker eine wichtige Rolle. Der Blutzuckerspiegel an sich ist ein solcher – er macht auf Über- oder Unterzuckerung aufmerksam. Bestimmte körpereigene Stoffe – Proteine, Prohormone und Neurotransmitter – geben Auskunft, wenn bei Frauen ein Diabetes zu entstehen droht, allerdings nicht bei Männern. Bei ihnen weist der Testosteronmangel – Sie erinnern sich: Testosteron, das »Männlichkeitshormon! – auf das Entstehen oder schon Vorhandensein der »Zuckerkrankheit« hin. Nimmt das Bauchfett zu, wird die Testosteronproduktion gehemmt.

Bestimmte Risikofaktoren, die eine Erkrankung begünstigen, wie eben vor allem Übergewicht oder auch Rauchen, wirken bei beiden Geschlechtern ungefähr gleich.

Nicht zu vergessen sind über den Lebensstil hinaus die über hundert Erbfaktoren, die eine Diabetesentstehung begünstigen. So erkranken eineiige Zwillinge fast immer beide an Typ-2-Diabetes. Wenn beide Eltern bereits an Typ 2 erkrankt sind, liegt das Risiko für den Nachwuchs bei rund 60 Prozent.

Unter Umständen bedenklich – vor allem im Zusammenspiel mit anderen Risikofaktoren – sind außerdem Medikamente wie die »Antibabypille« oder Antidepressiva, die vor allem von Frauen eingenommen werden.

Ob es Männer oder Frauen betrifft: Eine Diabetes-Diagnose oder die Warnung davor darf nie auf die leichte Schulter genommen werden. Denn die Folgen sind ohne Gegensteuerung immer gravierend!

Frauen mit Diabetes Typ 1 (das sind etwa fünf Prozent aller Diabetiker/innen) oder Typ 2 versterben häufiger am Diabetes – im Vergleich zu den männlichen Leidensgenossen. Im Vergleich mit Menschen, die einen gesunden Stoffwechsel haben: In Deutschland ist das Sterberisiko bei Männern mit Typ-2-Diabetes um das 2,8-Fache und bei Frauen sogar um das 4,2-Fache höher!

Das Herzinfarktrisiko steigt bei Diabetikern: bei Männern um das Zwei- bis Vierfache, bei Frauen um mindestens das Sechsfache im Vergleich zu stoffwechselgesunden Menschen. Auch bei Schlaganfall sind Diabetikerinnen stärker gefährdet.

Viel Zucker im Blut, schlechte Glukosewerte – das schädigt auf die Dauer die Blutgefäße. Es kommt zu Durchblutungsstörungen und in der Konsequenz zum sogenannten »Diabetischen Fußsyndrom«, das im schlimmsten Fall mit einer Amputation endet.

Diabetiker haben ein 25-prozentiges Risiko, im Laufe der Erkrankung einen solchen diabetischen Fuß zu entwickeln, und die Statistik besagt, dass dies in der Mehrzahl Männer betrifft. Jährlich werden in Deutschland aufgrund eines diabetischen Fußes etwa 40.000 Fußamputationen vorgenommen! Auch keine schönen Aussichten.

Ein paar Zahlen zu Diabetes

Jedes Jahr erblinden 2.000 Menschen neu als Folge eines Diabetes.

30 bis 40 Prozent der Menschen mit Diabetes haben Nierenschäden.

Es gibt jedes Jahr mehr als 2.000 Diabetes-Patientinnen und -Patienten, die eine Nierenersatztherapie bekommen. Das heißt, dass sie regelmäßig an eine Blutwäsche, Dialyse, angeschlossen werden müssen.

WICHTIGE THERAPIEN UND LEBENSSTIL-ÄNDERUNGEN

Alexandra Kautzky-Willer, die Wiener Gendermedizin-Professorin, hatte als junge Ärztin häufig Patientinnen mit einem Schwangerschaftsdiabetes zu betreuen. »Das hat mich auf das Phänomen der Unterschiedlichkeit der Erkrankungen bei Männern und Frauen überhaupt erst aufmerksam gemacht, ich wurde neugierig. Vor etlichen Jahren waren solche geschlechterspezifischen Ansätze in der Medizin noch relativ neu und es gab viele Zweifler unter den Kollegen.« Aus diesen ersten und vielen folgenden Erfahrungen und Forschungen heraus setzt sie sich nachdrücklich für eine differenzierte geschlechtersensible Behandlung des Diabetes Typ 2 ein, die zudem neben den biologischen Unterschieden zwischen den Geschlechtern auch psychosoziale berücksichtigt. »Wir müssen genauer hinschauen. In welchem Umfeld leben die Betroffenen, welche Rolle spielt beruflicher Stress, wie sind die Belastungen insbesondere von Frauen in der Familie und Familie, auch Alter und Begleiterkrankungen spielten bei Diagnose und Therapie von Diabetes eine mitentscheidende Rolle.«[20]

Die Erfahrungen zeigen, dass die Therapie bei Diabetikerinnen ebenso differenziert geschehen muss wie die schon erwähnte Diagnose selbst. So hat sich herausgestellt, dass Frauen auf eine Insulintherapie – wie auch auf manche der gebräuchlichen Medikamente – nicht so gut reagieren. Sie erreichen viele Zielwerte damit nicht und haben seltener den erwünschten Blutzucker-, Blutfett- und Blutdruckwert. Ein auf das Geschlecht der Patientin, des Patienten abgestimmtes Diabetes-Management ist deshalb umso wichtiger. Es umfasst viele Maßnahmen, neben den medikamentösen vor allem auch solche zur Gewichtsreduzierung und der Änderung des Lebensstils.

Und im Übrigen ist die Österreichische Diabetes-Gesellschaft (ÖDG) die weltweit einzige, die eigene geschlechtsspezifische Leitlinien – Handlungsempfehlungen für behandelnde Ärzte – entwickelt hat!

Trotz der vorhandenen Defizite und des Nachholbedarfs an notwendigem Wissen, den Ärzte, Diabetes-Beraterinnen und Versorgungssysteme zweifellos noch haben: Unseren Lebensstil ändern, das können wir selbst!

Auch wenn die Blutzuckerergebnisse zeigen, dass sich ein Diabetes Typ 2 ankündigt oder schon etabliert hat, liegt es zu einem großen Teil in der Hand der Betroffenen selbst, die Erkrankung und ihre Folgen abzuwenden – durch Veränderung des Lebensstils. Unterstützung dabei bieten Krankenkassen sowohl in Deutschland als auch in Österreich und der Schweiz mit strukturierten Behandlungsprogrammen für Diabetes an. Es hat sich allerdings gezeigt, dass Frauen daran über einen längeren Zeitraum und kontinuierlicher teilnehmen als Männer. Möglicherweise, aber hier fehlen noch die Erfahrungswerte, nehmen diese die

Angebote über eigens dazu entwickelte Apps besser an, weil technikaffin?

Jeder zweite Erkrankte, so meinen die Expertinnen und Experten, könnte durchaus mit weniger oder völlig ohne Medikamente und Insulinspritzen Besserung erfahren und ein lebenswerteres Leben führen. Der Ratschlag von Expertin Kautzky-Willer lautet deshalb nachdrücklich: Vor allem Männer sollten mehr auf eine gesunde Ernährung achten, Frauen sich mehr bewegen, am besten eine Kombination aus Ausdauer- und Krafttraining wählen. Möglichkeiten dafür gibt es eigentlich ausreichend – in Sport- und Selbsthilfegruppen. Wo die sind, erfahren Sie über Ihren Arzt, Ihre Krankenkasse oder im Internet. Nicht zuletzt bieten Webprogramme oder Apps, viele von ihnen werden bereits von den Krankenkassen finanziert, Anleitung zur Ernährung und Bewegung. Man muss es einfach nur tun …

GLOBALE DIABETES-EPIDEMIE IM ANMARSCH

Hatten wir zu Anfang nicht von Diabetes Typ 2 als von einer Wohlstandserkrankung gesprochen? Das ist nur eine halbe Wahrheit.

Zur ganzen gehört, dass der Diabetes Typ 2 weltweit auf dem Vormarsch ist! Expertinnen und Experten der Weltgesundheitsorganisation sprechen schon besorgt von einer globalen Epidemie. Im »Globalen Süden«, früher auch als »Entwicklungsländer« bezeichnet, und in solchen, die an der Schwelle zum Industrieland stehen, in jenen mit niedrigen und mittleren Einkommen wie Indien oder auch China und Brasilien liegen die Erkrankungszahlen inzwischen weit über denen der Industriestaaten.

Geschätzte 463 Millionen Menschen leiden weltweit an Diabetes, davon sind 90 Prozent Typ-2-Diabetiker. Darunter sind etwa 222,9 Millionen Frauen. Die Tendenz ist steigend, vor allem auch bei den Männern![21]

Wie kann das sein? Es gibt natürlich ein paar ethnische Faktoren. Diabetes Typ 2 tritt bei Menschen afroamerikanischer Abstammung und Native Americans sowie im asiatischen Raum generell häufiger auf. Doch auch die Ursachen dafür gleichen sich inzwischen denen bei uns an. Veränderte Ernährungsgewohnheiten, die

Verknappung traditioneller Lebensmittel – nicht zu vergessen, die allseits bekannten Fastfood-Ketten verbreiten sich inzwischen in fast jeden Winkel der Erde! Die Verstädterung mit der Folge von Bewegungsmangel ist ein wesentlicher Faktor für die Zunahme dieser gefährlichen Entwicklung. Noch dazu begünstigen extrem unzureichende Gesundheitssysteme die Verschleppung von Erkrankungen. Therapieangebote und Gesundheitsinformationen sind oft Mangelware. Dass inzwischen gravierende Klimaveränderungen und damit die Verschlechterung von Ernährungsgrundlagen zusätzliche Treiber der gesundheitlichen Katastrophe sind, verschärft die Situation weiter.

Der Diabetes bleibt absehbar, für alle Geschlechter und kommende Generationen, eine weltweite Herausforderung!

WIE VIEL GESCHLECHT STECKT IM GEHIRN?

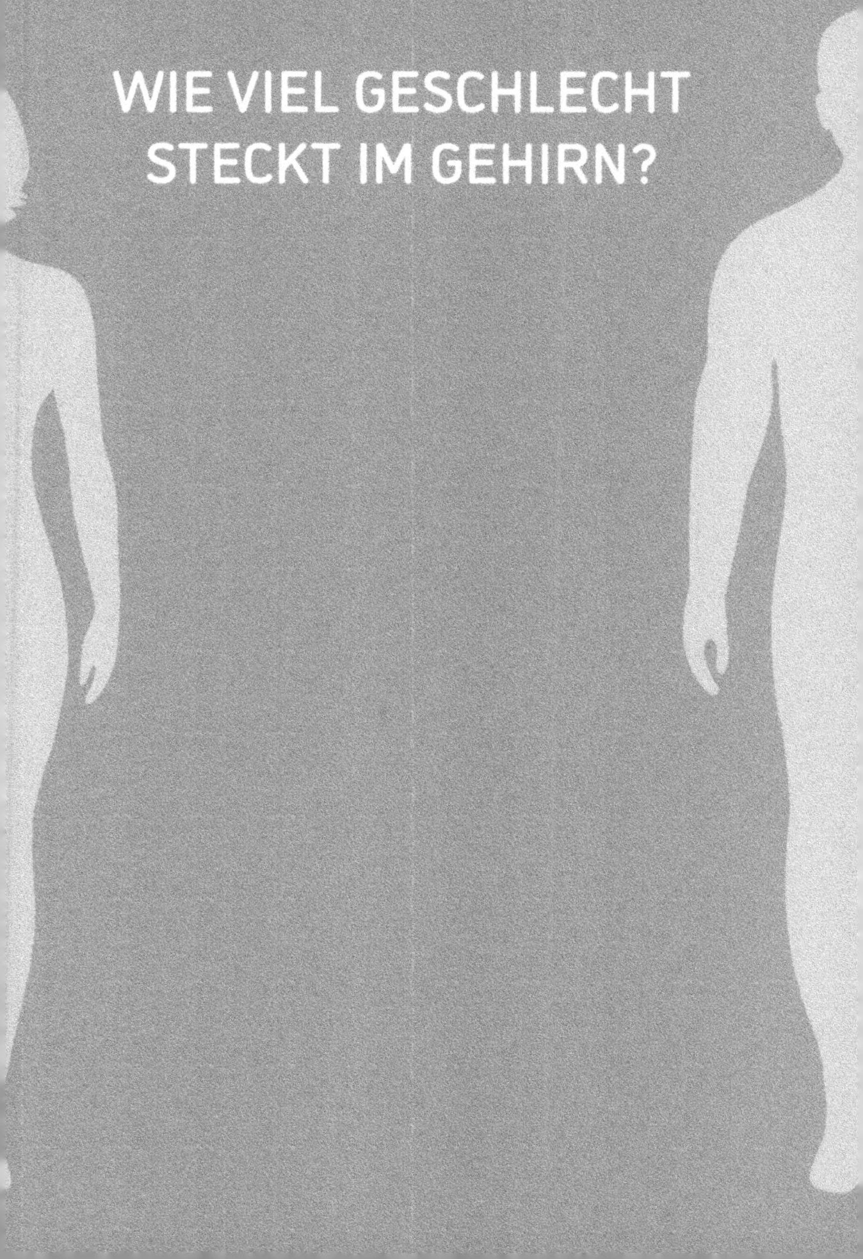

Sie erinnern sich noch an den Fall der Grete K. und der ihr angedichteten Hysterie, von dem wir weiter vorn berichtet haben? Diese Geschichte mag als launische Reminiszenz an die Vergangenheit der Psychiatrie gelten, die wir nachsichtig ad acta legen könnten. Psychiatrie sieht mehr als hundert Jahre später anders aus. Die Hysterie wird heute weder der Gebärmutter zugeschrieben noch der Lektüre rührseliger Literatur. Überhaupt sind dissoziative Störungen, wie sie inzwischen bezeichnet werden, in der Tat keine Spezialität von Frauen. Die Debatte um eine geschlechtersensible Psychiatrie und Psychotherapie wird allerdings immer noch und zum Teil sehr lebhaft geführt.

Dabei geht es inzwischen nicht mehr um vorhandene Größen- und Gewichtsunterschiede der Gehirne zwischen den Geschlechtern. Unbestritten sind Gehirne von Frauen mit durchschnittlich 1.245 Gramm leichter im Vergleich zu männlichen Gehirnen, die, wiederum im Durchschnitt, 1.375 Gramm auf die Waage bringen. Womit sie auch – in der Regel – größer sind. Diese Vermessung sagt allerdings nichts über die jeweilige Leistungsfähigkeit aus. Die kognitiven Fähigkeiten unterscheiden sich im Durchschnitt nicht zwischen Mann und Frau.

Spätestens an dieser Stelle muss es gesagt werden: Einsteins Gehirn entsprach von der Masse (1.230 Gramm) dem durchschnittlichen Frauengehirn. Dem muss nichts hinzugefügt werden.

DIE SACHE MIT DEM EINPARKEN …

Die Hirnforschung liefert uns in immer kürzeren Abständen Erkenntnisse, die jede für sich ganz praktische Auswirkungen auf Psychiatrie, Psychologie und Psychotherapie haben könnten. Und auf den Alltag, das Zusammenleben! So kochten die Emotionen hoch, als ein Buchtitel vor einigen Jahren provokativ und damit publikumswirksam verkündete, dass Männer besser einparken könnten als Frauen. Ein britischer Parkplatzbetreiber wollte dem auf den Grund gehen und filmte einen Monat lang etwa 2.500 Parkversuche. Das Ergebnis war überraschend: Frauen fanden nicht nur viel schneller eine Parklücke, sie konnten auch besser rückwärts in selbige einparken und stellten sich dazu noch sauberer mittig hinein. Allerdings brauchten sie im Durchschnitt fünf Sekunden länger als die Männer – einfach weil sie achtsamer in die Lücke fuhren.

Gibt es also Unterschiede im Denken? Und wenn ja: welche?

Von Hormonen wie dem Testosteron war schon häufiger die Rede, wir kommen nicht umhin, wieder daran zu erinnern. Für den streitbaren deutschen Neurobiologen Gerald Hüther, der sich seit Jahren mit Themen der, nennen wir es umfassenden Nutzung aller menschlichen Potenziale beschäftigt,[22] sind diese schon vielzitierten Geschlechtshormone an der unterschiedlichen Vernetzung der Hirnnerven beteiligt und spielen bei jungen wie bei erwachsenen Männern eine wichtige Rolle. Einfach gesagt: Jungen und Männer nutzen ihre Gehirne anders als Mädchen und Frauen.

Eine wissenschaftliche Begründung lieferten US-Wissenschaftler im Jahr 2013. Sie untersuchten die Nervenverbindungen innerhalb und zwischen den beiden Gehirnhälften bei Männern und Frauen. So kamen sie unter anderem zum Ergebnis, dass es bei Frauen besonders viele Kontakte zwischen den beiden Hirnhälften, bei Männern dagegen mehr Verknüpfungen innerhalb der Gehirnhälften gebe. Ihre Untersuchungen zeigten: Männliche Gehirne seien offenbar für eine Kommunikation innerhalb der beiden Hirnhälften optimiert. Das sind kurze Wege, während bei Frauen längere Nervenverbindungen vor allem zwischen den beiden Gehirnhälften bestünden. Nur im Kleinhirn sei es genau andersherum. Hier gebe es bei den Männern viele Verbindungen zwischen den, bei Frauen aber innerhalb der beiden Hemisphären.[23] Darauf aufbauend gilt heute weitgehend: Männer können dank ihrer Hirnarchitektur ihre Wahrnehmungen besser in koordinierte Handlungen umsetzen, Frauen hingegen besser analytische und intuitive Informationen miteinander verbinden. Und für den Alltag könnte man sich zum Beispiel damit erklären, warum sich Männer im Durchschnitt räumlich besser orientieren können, vielleicht auch handwerklich geschickter sind, sich Frauen dagegen besser an Gesichter erinnern oder mitunter Schlüsse aus Ereignissen ziehen, die auf den ersten Blick gar nichts miteinander zu tun haben. Das alles können Sie sicher gut einmal im Familienkreis testen!

Im November 2015 kam, wie unter Forschenden absolut üblich, vehementer Widerspruch von einer Wissenschaftlergruppe aus Tel Aviv, Zürich und dem Leipziger Max-Planck-Institut für Kognitions- und Neurowissenschaften. Die Wissenschaftler hatten Kernspintomographien von 1.400 Probanden beiderlei Geschlechts ausgewertet, untersuchten Unterschiede in der grauen und der weißen Substanz des Gehirns sowie in der Stärke der Verknüpfungen zwischen verschiedenen Hirnbereichen.

Ihr Ergebnis: Es gibt zwar geschlechtsspezifische Unterschiede in Gehirn und Verhalten, doch bestehen Menschen und menschliche Gehirne aus einzigartigen »Mosaiken« von Merkmalen. Einige sind häufiger bei Frauen im Vergleich zu Männern, andere häufiger bei Männern im Vergleich zu Frauen und weitere wiederum häufig sowohl bei Frauen wie auch bei Männern zu finden. Sie kommen damit zu der Schlussfolgerung, dass unabhängig von der Ursache der beobachteten geschlechtsspezifischen Unterschiede im Gehirn und Verhalten (Natur oder Erziehung), menschliche Gehirne nicht grundsätzlich in zwei verschiedene Klassen eingeteilt werden können: männliches Gehirn/weibliches Gehirn. Denn die meisten Gehirne besäßen sowohl Merkmale aus männlichen wie aus weiblichen Kategorien. Gehirne mit rein weiblichen oder rein männlichen Kennzeichen seien, so das Forschungsergebnis, deutlich in der Minderheit.[24]

Sie bemerken vielleicht beim Lesen, dass wir ziemlich häufig den Konjunktiv, die Möglichkeitsform, verwendet haben. Dies und jenes könnte so sein ... Ob es aber letztlich so ist? Die Kompliziertheit und Komplexität des Menschen werden weitere Fragen aufwerfen. Gerade die wissenschaftliche Diskussion um die Verschiedenheit zum Beispiel des Gehirns von Männern und Frauen wird, da kann man sicher sein, noch lange Streitfrage bleiben!

BLICK INS MÄUSEGEHIRN – UND SIEHE DA …

Im Zusammenhang mit dem Schmerzempfinden war schon von den Mikroglia die Rede. Diese multifunktionalen Zellen im Nervengewebe sind wahre Alleskönner, eine Art hochsensibles, flexibles und anpassungsfähiges Wächter- und Immunsystem des Gehirns! Sie waren – und sind es noch – Forschungsgegenstand von Wissenschaftlern des Berliner Max-Delbrück-Centrum für Molekulare Medizin (MDC). Im erwachsenen Gehirn ermöglichen Mikroglia das Lernen und Anpassen an wechselnde Lebenssituationen, veranlassen z. B. bei Infektionen schnelle erste Abwehrreaktionen und bremsen die Ausbreitung von Krankheitserregern. Wenn das Zentralnervensystem verletzt ist, sorgen sie dafür, das wichtige Zellen, soweit noch möglich, weiter miteinander kommunizieren können.

Bei der Untersuchung solcher Mikroglia männlicher und weiblicher Mäuse fanden sie eine ganze Reihe von Unterschieden. Männliche Mäuse hatten mehr Mikroglia, größere und aktivere, »in permanenter Hab-Acht-Stellung, immer bereit, zuzuschlagen und für Ordnung zu sorgen«, so beschreibt es Susanne Wolf, Mitautorin der Studie. In den weiblichen Zellen fand man Proteine und Gene, die für den Schutz der Zellen zuständig sind, zum Beispiel DNA-Reparaturgene. Unterschiedliche Zellreaktionen auch im Gehirn zu kennen heißt auch, neurologische Erkrankungen besser geschlechterspezifisch behandeln zu können, ist sich die Wissenschaftlerin sicher.[25]

WER KANN BESSER AUS FEHLERN LERNEN?

Gehirne von Männern und Frauen reagieren unterschiedlich auf eigene Handlungsfehler. Dieses Ergebnis einer Studie veröffentlichten 2016 Neurowissenschaftler aus Magdeburg, Leipzig und Nottingham in »Nature«, einer international hochgeschätzten wissenschaftlichen Zeitschrift.

An der Studie waren 895 gesunde junge Männer und Frauen beteiligt. Sie bekamen eine Aufgabe, die das Bedienen technischer Geräte simulierte und die sie wiederholt korrekt ausführen mussten. Um Praxisbedingungen nachzuempfinden, wurden sie ablenkenden Reizen ausgesetzt. Die dabei entstehenden Fehler sind mit Flüchtigkeitsfehlern vergleichbar, die im Arbeitsalltag durch falsches Tastendrücken oder Ähnliches entstehen können.

»Sobald wir einen Fehler machen, reagiert unser Gehirn im Bruchteil einer Sekunde und ermöglicht es uns, unser Verhalten effektiv anzupassen«, erläuterte einer der Autoren der Studie, Neuropsychologe an der Universität Magdeburg, in der Zeitschrift. Bei den Testpersonen zeigte sich, dass Männer die gestellten Aufgaben etwas schneller bearbeiten konnten als Frauen. Gleichzeitig reagierten ihre Gehirne stärker auf Handlungsfehler als die der Frauen. Die Frauen hingegen passten ihr Verhalten nach begangenen Fehlern flexibler an und verlangsamten ihre Reaktionen deutlich stärker als Männer. Die dabei entstehenden Muster der fehlerbezogenen Hirnströme reichten aus, so ein Ergebnis der Studie, um das Geschlecht der jeweiligen Person zu bestimmen, ohne sie gesehen zu haben.[26]

Einen anderen Aspekt der Unterschiedlichkeit in der Hirntätigkeit von Frauen und Männern untersuchten Hirnforscherin Bettina Pfleiderer und ihr Team an der Universität Münster. Sie stellten unter anderem fest, dass Frauen beim Verarbeiten von Sprache meist andere Hirnareale aktivieren als Männer. Bei Frauen sind es vor allem die vorderen Bereiche der Großhirnrinde; deren Aktivität wird offenbar besonders durch weibliche Hormone wie das Östrogen beeinflusst. Weil es für die Behandlung der Folgen, zum Beispiel eines Schlaganfalls, wichtig zu wissen ist, in welchen Hirnarealen er entstand, sind derlei Studienergebnisse für medizinische Therapien enorm wertvoll.

Sie geben Anhaltspunkte, um weiter nach neuen Ansätzen für geschlechterunterschiedliche Behandlung, besonders auch von psychischen Krankheiten, zu suchen

Wussten Sie, dass …

… Adipositas zu einer Abnahme der grauen Hirnsubstanz führen kann? Diese Veränderungen im Gehirn sind bei Männern deutlicher als bei Frauen.

… Gehirne bei Frauen und Männern unterschiedlich auf soziales und egoistisches Verhalten reagieren? Großzügigkeit aktiviert bei Frauen das Gehirn stärker, bei Männern hingegen zeigt sich das bei egoistischem Verhalten, so eine Schweizer Studie.[27]

Wie viele andere Krankheiten sind viele psychische Erkrankungen unterschiedlich auf die Geschlechter verteilt. Die Fähigkeit, auf Fehler zu reagieren, zeigt sich verändert unter anderem beim ADHS, der Aufmerksamkeitsdefizit-Hyperaktivitätsstörung, oder der Schizophrenie. Geschlechterspezifische Studien zu Ursachen, Diagnostik und Therapie dieser Störungen könnten deshalb erfolgversprechend sein.

In der Psychiatrie, mit ihren vielfältigen Fachbereichen wie Neuropsychiatrie, Gerontopsychiatrie, Kinder- und Jugendpsychiatrie, ist die Faktenlage allerdings noch nicht weit gediehen. In die »gendermeddb«, einem systematischen Archiv wissenschaftlicher Publikationen zu Geschlechterunterschieden in der Medizin (gendermeddb.charite.de), die interessierten Wissenschaftlern zur Verfügung steht, wurden diese Fächer bisher noch gar nicht aufgenommen. Weil es viele »weiße Löcher« in der Forschung gibt. Aber mehr und mehr Statistiken, Studienerhebungen, Zahlen über Erkrankungshäufigkeiten, Diagnoseverteilung zwischen Männern und Frauen geben uns Auskunft zum aktuellen Wissensstand.

WIE FRAUEN UND WIE MÄNNER ZU SEIN HABEN …

Die Neurologie, Psychiatrie oder auch Psychotherapie sind, im Vergleich zu anderen Gebieten der Medizin, in einer besonderen Weise geschlechtsspezifisch. Es ist eigentlich ein Phänomen: Stand in der älteren und jüngeren Medizingeschichte vor allem der männliche Patient im Fokus der wissenschaftlichen Aufmerksamkeit, war dies, wir erinnern noch einmal an die Hysterie-Erzählung, bei den psychischen Erkrankungen die Patientin. Empfindsam und psychisch verletzbar zu sein, das wurde und wird – zum Teil noch heute – den Frauen zugesprochen.

Anne Maria Möller-Leimkühler, Münchner Professorin für Sozialwissenschaftliche Psychiatrie, beklagt deshalb, dass entsprechende psychiatrische Programme und Therapiekonzepte bisher fast ausschließlich auf Frauen zugeschnitten seien und diese ansprächen. Diese Vernachlässigung gehe, sagt die Sozialwissenschaftlerin, auf tief verwurzelte gesellschaftliche Konstruktionen von Männlichkeit und Weiblichkeit zurück. »Das Pendant zur hohen Medikalisierung und Psychiatrisierung weiblicher Befindlichkeiten«, sagt sie, »ist bis heute die sehr viel geringere Psychologisierung männlicher Beschwerden«.[28]

Was Leimkühler damit meint: Frauen und ihre Befindlichkeiten werden zu schnell mit Krankheitsprozessen vor allem im Zusammenhang mit Empfindsamkeit, Gefühl, Psyche und letztlich auch Psychiatrie gebracht. Bei Männern verbietet dies bislang vor allem das männliche Selbstverständnis, individuell und in der Gesellschaft. Was oberflächlich wie eine Laune, eine Verstimmung daherkommt, könne keine Krankheit sein.

In der Praxis heißt das auch: Frauen, das »empfindsame Geschlecht«, bekommen zu viele – mitunter durchaus großen Schaden anrichtende – Psychopharmaka, Männer zu wenige. Noch dazu werden deren Symptome wie gesagt meist nicht als »psychisch« gewertet.

Was ist sinnvoll, machbar, was bringt der Patientin, dem Patienten den gewünschten Erfolg? Geschlechterspezifische Sprechstunden, gemeinsame Psychiatriestationen oder in bestimmten Fällen nach Geschlechtern getrennt, Frauen-, Männer- oder gemischte Therapiegruppen zum Beispiel in der Reha? Was ist wirklich »nur« organisch, was ist der Psyche zuzuschreiben, wie viel von beidem steckt in der jeweiligen Erkrankung?

WAS WIR FÜHLEN, WIE WIR FÜHLEN

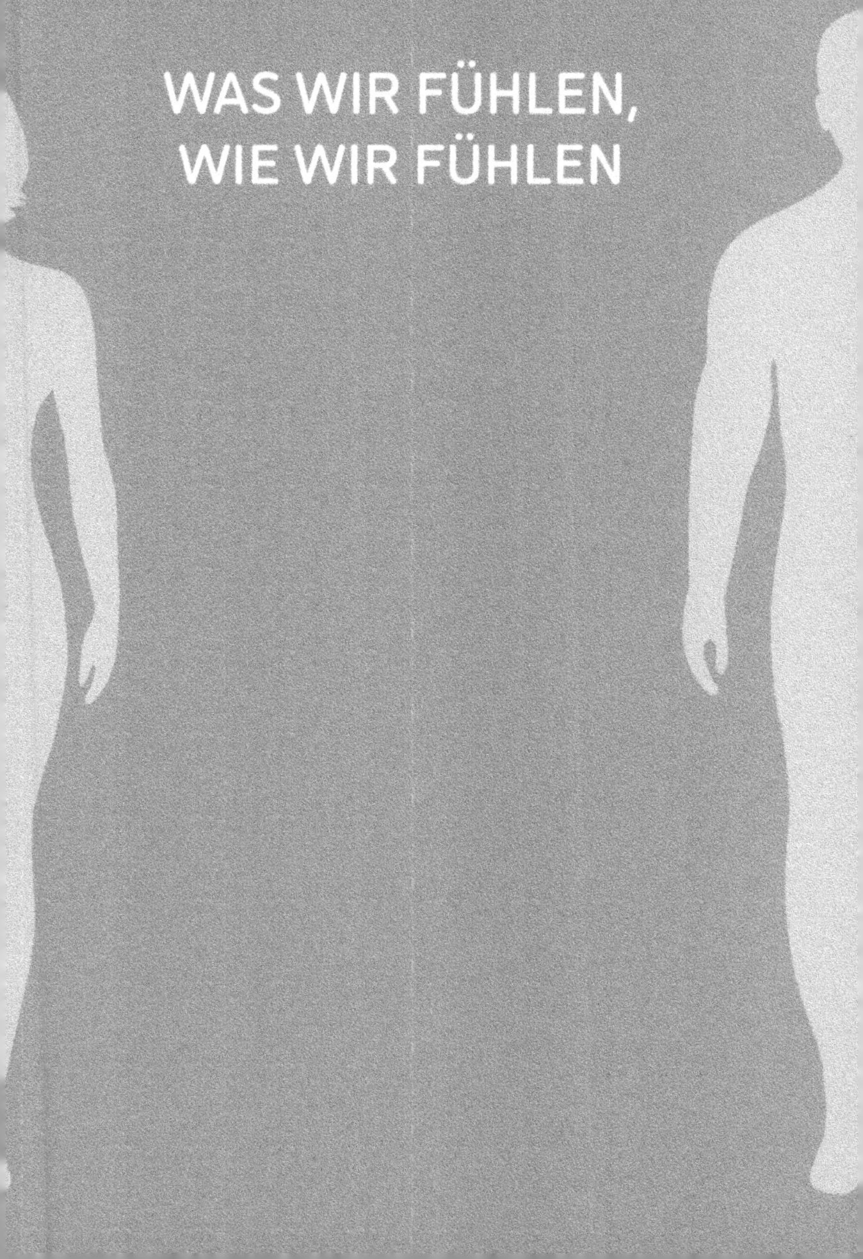

»Geht es dir gut?« »Wie fühlst du dich?« »Möchtest du reden?« »Warum bist du gleich so aggressiv?« »Hast du schlechte Laune?« »Warum ziehst du dich zurück?« »Verstehst du mich – und verstehe ich dich?«

Kaum ein Thema ist so sensibel, so emotionsgeladen, wird oft so kontrovers diskutiert wie das der Gefühle und Befindlichkeiten, gerade auch, wenn es um die Geschlechter geht. Dieses Thema hat eine erstaunliche Spannbreite und berührt den alltäglichen Umgang miteinander, führt zu Un- und Missverständnissen, Streit. Dies beginnt mitunter bei einer einfachen Verstimmung, die schon durch das Wetter ausgelöst werden kann, führt über Stress, Burn-out, ernst zu nehmende Angststörungen und Depressionen bis manchmal sogar hin zum Suizid. Sind Männer und Frauen in Gefühlsdingen wirklich verschieden?

WER FEHLT AM ARBEITSPLATZ – UND WARUM?

In schöner Regelmäßigkeit legen die Krankenkassen umfangreiche Datensammlungen aus dem vorangegangenen Jahr vor. Welche Erkrankungen sind es, die Arbeitnehmer und Arbeitnehmerinnen veranlassen, sich ärztlich untersuchen zu lassen, weshalb wurden sie krankgeschrieben? In den vergangenen zwanzig Jahren hat sich die Zahl der Fehltage am Arbeitsplatz vervielfacht – nicht nur in Deutschland, sondern auch bei den Nachbarn in Österreich und der Schweiz. Die entsprechenden Befragungen (und die Statistiken der Krankenkassen) ergeben, dass jeder Vierte bis Fünfte aus der Bevölkerung mindestens einmal im Jahr an einer psychischen Störung, beschrieben als eine »eine deutliche Abweichung von der gesellschaftlichen oder medizinischen Normvorstellung psychischer Funktionen«,[29] leidet.

Das ist eine Entwicklung, die auch in anderer Hinsicht interessant ist: Immer noch ist von einem höheren Frauenanteil bei den genannten Krankschreibungen die Rede. Und wie wir aus der Geschichte der Medizin wissen, wurden dem »schwachen Geschlecht« sowieso höhere Empfindsamkeit und seelische Verwundbarkeit zugeschrieben. Das zieht sich bis in die Statistiken unserer Tage hinein.

Falsch, sagen Wissenschaftler inzwischen, ganz falsch! Männer sind durchaus nicht die groben Klötze, an denen alles abprallt! Vielleicht ist es nicht ganz unwichtig, dass es mittlerweile vielfach Wissenschaftlerinnen sind, die an diesem Thema arbeiten. Die Münchner Soziologin Anne Maria Möller-Leimkühler zum Beispiel. Sie ist eine der ersten Expertinnen, die das Tabu gebrochen haben, Depression sei alleinige Frauensache. Männer nehmen sich unverhältnismäßig häufiger als Frauen das Leben, und dass sie in unseren Breiten im Durchschnitt eine um fünf Jahre geringere Lebenserwartung haben, lasse sich durch biologische Faktoren nur unzureichend erklären, meint sie. Das meiste sei »gesellschaftlich gemacht«, das heißt konkret: durch die Rolle des Mannes in unserer Gesellschaft, Aufgabenzuweisung, Selbstverständnis. Männer dürfen nicht scheitern!

Wussten Sie, dass …

… 5,3 Millionen Menschen an Depression leiden?

… jede zweite Frühberentung depressionsbedingt ist?

… rund 10.000 Menschen in Deutschland jährlich bei einem Suizid sterben und 76 Prozent davon Männer sind? Nur etwa ein Drittel der Erkrankten erhält professionelle Hilfe.

Frauen erkranken doppelt so häufig wie Männer an einer Depression – das bestätigt der Gesundheitsreport 2016 der Deutschen Angestellten Krankenkasse (DAK). Diese Fallzahlen erklären allerdings nicht, wie die Daten erhoben werden. Im Report heißt es zu den Erkrankungszahlen der Frauen, dies habe biologische und speziell hormonelle Ursachen. Zum anderen verweist er aber auch auf »methodische Artefakte«. Das wiederum bedeutet nichts anderes, als dass die Messergebnisse möglicherweise falsch interpretiert werden, dass sie aus der Methodik der Befragung, des Fragebogens, der gestellten Fragen und Bewertung der Antworten resultieren.[30]

SIE KLAGT, ER WIRD AGGRESSIV

Symptome der Depression äußern sich bei Frauen und Männern durchaus unterschiedlich. Frauen gesteht man althergebracht Ängste, Klagsamkeit, Verstimmungen zu, das gehöre zu den Anzeichen einer Depression. Aggressivität, Gereiztheit, asoziales Verhalten und übermäßiger Alkoholgenuss sind im traditionellen Rollenverständnis durchaus »Männlichkeitsmerkmale«, überreagierend vielleicht, dem Testosteron geschuldet. Negative Eigenschaften, an denen »man« arbeiten sollte – aber Krankheitssymptome? Nach der Soziologin Möller-Leimkühler sind das alles unbestritten Merkmale einer Depression, die behandelt werden muss.

Es ist also Zeit, stereotype Rollenzuweisungen nicht nur gesellschaftlich zu diskutieren, sondern auch durch die Therapeutinnen und Therapeuten auf den Prüfstand zu stellen, fordert deshalb Psychiaterin Katarina Stengler aus Leipzig. Was für die Depression gilt, müsse ebenso bei anderen psychischen Störungen und psychiatrischen Krankheitsbildern hinterfragt werden. Die Forderung, mehr entsprechende Forschungen anzustoßen und eine geschlechtsspezifische Auswertung bindend festzulegen, ist deshalb mehr als berechtigt.

Zur unterschiedlichen Wahrnehmung von psychischen Störungen und Erkrankungen gehört, dass die

Betroffenen in der Regel geschlechtsspezifisch reagieren. Dass Frauen von Depressionen überproportional betroffen scheinen, liegt ebenso daran, dass sie sich zu einem frühen Zeitpunkt beeinträchtigt, gestresst, krank fühlen und nach Abhilfe suchen. Männer verdrängen solche Befindlichkeiten, vertrauen sich niemandem an, gehen nicht zum Arzt. Es gilt als unmännlich, antriebslos zu sein, über gestörten Schlaf zu klagen, belastenden Stress zu benennen oder gar Panikattacken zu erwähnen.

Depression: mehr als nur »schlecht drauf«

Was der Erkrankung oft vorausgeht und ihren Verlauf begleitet: Leistungsdruck im Beruf, hohe Anforderungen bei gleichzeitig geringem Entscheidungsradius, drängende persönliche Probleme, finanzielle Sorgen, Konflikte in der Partnerbeziehung und Familie, Krankheit.

Was bei *ihr* oft die Folge ist: Traurigkeit ohne ersichtlichen Grund, Angst oder Essstörungen, Lustlosigkeit, Müdigkeit, langanhaltende Antriebsarmut, Abbruch sozialer Kontakte und ein Sich-zurück-Ziehen. Sie sucht früh ärztliche und psychologische Hilfe.

Was bei *ihm* oft die Folge ist: aufbrausendes Verhalten, Wutanfälle, Unzufriedenheit anderen und sich selbst gegenüber, erhöhte Aggression und Gewaltbereitschaft, körperliche Beschwerden wie Kopfschmerzen, Magenprobleme oder Potenzstörungen, Arbeitswut, hohe Risiken bei Sport oder beim Autofahren, Suchtverhalten, oft mehr und mehr Alkoholkonsum, Suizidgefahr! Mann verdrängt die Symptome.

VOM EINANDER-VERSTEHEN

Vor einigen Jahren waren wir zu einer Informationsveranstaltung »Was ist Gendermedizin?« in eine nordrhein-westfälische Kleinstadt eingeladen. Veranstalter war die Stiftung einer mittelgroßen Partei, die sich, wie andere auch, gern einer größeren Klientel mit dem Angebot populärwissenschaftlicher Themen stellen. Im Saal hatte sich vorwiegend älteres Publikum eingefunden, nicht untypisch bei Veranstaltungsangeboten, die Medizin oder Gesundheit im Titel haben. Zu den Vortragenden gehörte neben einer Uni-Professorin und den Autoren dieses Buches der Chefarzt einer psychiatrischen Klinik aus der Region. Gendermedizin sei nicht unbedingt seine Spezialität, sagte er, und er sei eigentlich für einen Kollegen eingesprungen, der dieses Gebiet theoretisch besser überschaue. Er wolle deshalb ein bisschen aus der Praxis plaudern. Vor allem eine Episode, die er schilderte, ist uns sehr gut im Gedächtnis geblieben.

Einen seiner stationären Patienten, wegen Stressbelastung und Burnout in klinischer Behandlung, hatte der Chefarzt, weil es sich so ergeben hatte oder weil gerade kein anderer passender Gesprächstermin möglich war, zu einem Fußballspiel eingeladen. »Wir saßen zwei Stunden nebeneinander, verfolgten in schöner Eintracht das Spiel und tauschten unsere laienhaft-fachlichen Einschätzungen aus, wie man das halt bei so einer Gelegenheit macht. Danach fuhren wir in die Klinik zurück. Als wir uns verabschiedeten, schüttelte er mir die Hand. ‚Ich hatte lange kein so gutes Gespräch', waren seine Worte. Er meinte es zweifellos ehrlich und ließ mich – auch und vor allem in meiner Eigenschaft als Psychiater – einigermaßen ratlos zurück. Wir hatten ja wenig miteinander gesprochen, es war mehr eine wortlose Übereinstimmung, bei der der eine vom anderen, er von mir, irgendwie Verständnis, Aufgeschlossenheit, Nähe erfahren haben mochte. Als Experten für das Psychische war das ein harter Brocken für mich. Das also fehlte dem Mann im Stressalltag offensichtlich: Verständnis erfahren, Zuhörerschaft.«

Wenn Sie, liebe Leserin, in einer Partnerschaft leben, wird Sie das eben Gelesene vielleicht stutzig machen. Haben Sie mit Ihrem Partner nicht andere Erfahrungen gemacht? Er will nicht reden über Probleme, gibt eine unwirsche Antwort auf die Fragen, wie er sich denn fühle, wo der Schuh drückt. In manchen Beziehungen enden solche Annäherungsversuche mit handfestem Streit. Oder auch, Worst Case, mit dem Ende der Beziehung.

»ICH BIN DOCH NICHT VERRÜCKT« – HILFE ANNEHMEN

Einem ohnehin stressgeplagten Mann mit dem guten Rat zu kommen, er möge doch wenigstens mal einen Arzt, am besten einen Psychiater, aufsuchen, endet meist mit einer groben Zurückweisung. *Ich bin doch nicht verrückt!* Diese Schranke, die vor allem bei Männern besteht, zu überwinden, haben Wissenschaftler der Universität Ulm vor einiger Zeit mit ihrem Projekt »Behandlung psychosomatischer Beschwerden im Arbeitskontext« in Angriff genommen. Den Beschäftigten wurde die Möglichkeit geboten, in ihrer Firma und im Rahmen der werksärztlichen Versorgung eine Beratung in Anspruch zu nehmen, bei der vor allem psychische Beanspruchung und Belastung – »Burn-out« – erfragt und Behandlungsmöglichkeiten aufgezeigt wurden. Viele Männer nutzten das Ulmer Angebot – zweifellos mehr, als sich in eine Sprechstunde außerhalb der Firma begeben hätten. Die ersten wissenschaftlichen und praktischen Erfahrungen dazu werden im Moment in einem neuen Projekt der Ulmer Wissenschaftler weiterentwickelt. Man kann eigentlich nur hoffen, dass es nicht beim Modellprojekt bleibt, sondern gute Praxis in vielen Unternehmen wird.

Der Ansatz ist leicht verständlich. Männer definieren sich meist über ihren Beruf. Er vor allem macht, so sehen es viele, ihren Stellenwert in der Gesellschaft, bei Kollegen und Freunden, aber auch in der Beziehung, aus. Was dort nicht »funktioniert« – mangelnde Akzeptanz, Konflikt mit dem Vorgesetzten, Sich-nicht-gefordert-Fühlen oder auch, schlimmstes Beispiel, Arbeitslosigkeit als Form der Ausgrenzung –, ist eine unbewältigte Schwierigkeit, eine schier unüberwindbare Hürde, die für den Betroffenen Konsequenzen hat. Sie reichen von Stress, Schlaflosigkeit, extremem Verhalten wie Einigeln oder exzessivem Sport, vom Glas zu viel am Abend bis zur Aggression in der Beziehung und Familie. Parallel dazu können Kopf- und Magenschmerzen auftreten, Rückenbeschwerden, die ganze Palette von Erkrankungen bis hin zu Herzbeschwerden, die mit dem Attribut »psychosomatisch« belegt werden. Kommen dann noch Schwierigkeiten auf anderen Ebenen neben der beruflichen hinzu – länger bestehende Beziehungsprobleme, familiäre Streitigkeiten, finanzielle Sorgen, Vereinsamung oder sogar Obdachlosigkeit –, wird der Stressberg höher und höher. Wenn er nicht abgebaut werden kann, ist für manchen oder manche der Suizid der scheinbar einzig mögliche Ausweg.

2018 starben in Deutschland auf diese Weise 7.111 Männer und 2.285 Frauen – das sind mehr als durch Verkehrsunfälle, Drogenmissbrauch, Aids und Mord. Die Soziologin Anne Maria Möller-Leimkühler hat dieses Phänomen des Geschlechterunterschieds auf einen einfachen, aber traurigen Satz reduziert: Frauen suchen Hilfe, Männer bringen sich um. Warum ist das so? Möller-Leimkühler brachte es bei einem Vortrag in

München auf folgende Punkte: Ein echter Mann hat keine psychische Störungen, eine negative Einstellung zu Psychopharmaka, Skepsis gegenüber Psychotherapie. Aus diesen Voraussetzungen folgt: keine Inanspruchnahme psychologischer Behandlung und, falls er sich doch beraten und behandeln lässt, eine mangelnde Compliance, Therapietreue …[31]

EIN REZEPT IST SCHNELL GESCHRIEBEN

War die psychische Befindlichkeit oder gar die Verletzlichkeit von Männern bislang nicht nur eine unbekannte Größe, sondern sogar mehr oder minder ein Tabu, das nicht mit dem tradierten Selbstverständnis von Männern einherging, so sind psychische Belastungen und Erkrankungen bei Frauen nicht minder falsch eingeschätzt und falsch behandelt worden.

Wir wissen es ja: Frauen reden nicht nur mehr darüber, wenn ihnen etwas und was ihnen auf der Seele liegt. Das mag gut sein, führte aber – zumindest in der Vergangenheit – dazu, dass in der Sprechstunde allzu schnell der Rezeptblock herausgeholt wurde. Einer, der nicht müde wird, genau dieses Problem immer wieder anzusprechen, ist der Gesundheitswissenschaftler Gerd Glaeske, seit vielen Jahren an der Universität Bremen tätig. Frauen, so hat er immer wieder festgestellt, bekommen sehr schnell und sehr häufig Medikamente, die auf die Psyche wirken, zum Beispiel Tranquilizer und Antidepressiva, allen voran die »Z-Drugs«, also solche, die mit Z beginnen. Wir sprechen von Zolpidem, Zopiclon, Zaleplon. Solche Z-Drugs wirken ähnlich wie Benzodiazepine, die berühmt-berüchtigten Benzos, deren Suchtpotenzial inzwischen bekannt ist. Von den

Z-Substanzen hieß es lange Zeit auch unter Ärzten, sie seien ungefährlicher, was sich inzwischen als falsch herausstellte. Dennoch werden sie, wie in schöner Regelmäßigkeit in Studien vermerkt wird, vor allem in den Hausarztpraxen verordnet. Und klar, man oder besser frau wird ruhig, schläft mal wieder besser, kommt mit den Alltagsproblemen, mit diffusen Ängsten besser klar – und wird abhängig. Glaeske, von Haus aus Apotheker, weiß: »Insgesamt werden an Z-Drugs, Benzodiazepinen und sonstigen Tranquilizern rund 22 Millionen Packungen pro Jahr verordnet – die meisten wohl an Menschen, die bereits seit Jahren abhängig sind.«[32] Vor allem gefährdet seien Frauen über 65. In ihrem Alltag häufen sich dann Begleitereignisse wie Gedächtnislücken, Stürze und Blackouts.

Da die Ärzte solche Medikamente gegen Stress und daraus resultierende Schlafstörungen nur über einen kurzen Zeitraum verschreiben sollen, um eine Gewöhnung und damit Sucht und ihre Folgen zu vermeiden, wird nicht selten zum Privatrezept gegriffen. Gerd Glaeske kritisierte das in einer Fernsehsendung[33] scharf und wies darauf hin, dass in einigen Regionen bis zu 70 Prozent der Schlafmittelverschreibungen über Privatrezepte liefen. So würden die Probleme vertuscht und die Zahlen könnten nicht mehr in die Analysen der Krankenkassen eingehen.

DIE GESTRESSTE GESELLSCHAFT

Stress ist eine ziemlich undurchsichtige Angelegenheit. Er kann die beschriebenen psychischen Störungen ebenso auslösen wie die Entstehung eines Herzinfarkts oder von Diabetes begünstigen. Was bei der einen Stress verursacht, lässt den anderen völlig kalt. Viele, auch sehr unterschiedliche Situationen, lösen, individuell gesehen, Stress aus. Nicht zu vergessen ist, dass es auch positiv empfundenen Stress gibt, bei dem Energiereserven freigesetzt werden. Wir kommen damit in die Lage, Prüfungen locker zu meistern oder vielleicht sportliche Höchstleistungen zu erreichen. Das gibt es bei Frauen ebenso wie bei Männern.

Dass Frauen auf Stress dennoch anders reagieren als Männer, lässt wieder einmal nach biologischen Ursachen fragen.

Wieder treffen wir auf Hormone, die bei Stressentstehung und -bewältigung durchaus unterschiedliche Rollen spielen. Dazu hat die Tübinger Wissenschaftlerin Birgit Derntl Männer und Frauen zu zwei unterschiedlichen Tests eingeladen: Die Probanden und Probandinnen sollten unter Zeitdruck Mathematikaufgaben lösen und danach im virtuellen Ballspiel mit permanenten Ausgrenzungen – sozialer Stress! – fertigwerden. Stress waren beide Tests für beide Geschlechter, resümierte Derntl. Man habe aber deutliche Unterschiede messen können. So stieg das Stresshormon Cortisol – neben Adrenalin das bekannteste dieser Gruppe – bei Männern an, bei den Frauen weniger. Erklären könne man sich das im Moment noch nicht, gab die Wissenschaftlerin zu. Es habe sich aber weiter gezeigt, dass die uns schon bekannten Sexualhormone ebenfalls im Spiel waren, im Spieltest vor allem. Bei Männern stieg das Testosteron an, bei Frau das Progesteron, das neben dem Östrogen zu den weiblichen Sexualhormonen zählt. Die Wissenschaftlerin vermutet, dass dies eine Verunsicherung der Teilnehmerinnen signalisiert.

Bei weiteren Tests wurden die Probandinnen und Probanden aufgefordert, bei der Lösung gestellter Aufgaben negative Gefühle welcher Art auch immer möglichst auszuschalten. Das, so die Wissenschaftlerin, gelang Frauen weniger, wie an den gemessenen Stressreaktionen deutlich wurde.[34]

Stress in Familien, Stress in der Beziehung, wie ist er unter besonderen Bedingungen gut zu bewältigen? Diese Frage wurde in den schwierigen Monaten der Pandemie immer wieder in den Medien thematisiert: die Anforderungen des Homeoffice, gleichzeitiger Kinderbetreuung, Homeschooling, zu enges Miteinander von Paaren und Familien, das alles hat neue Reibungen erzeugt. Frauen in ihrer Doppelrolle als Mütter und Berufstätige traf das besonders hart. Und es fordert neue Lösungen heraus, übrigens nicht nur von der Medizin.

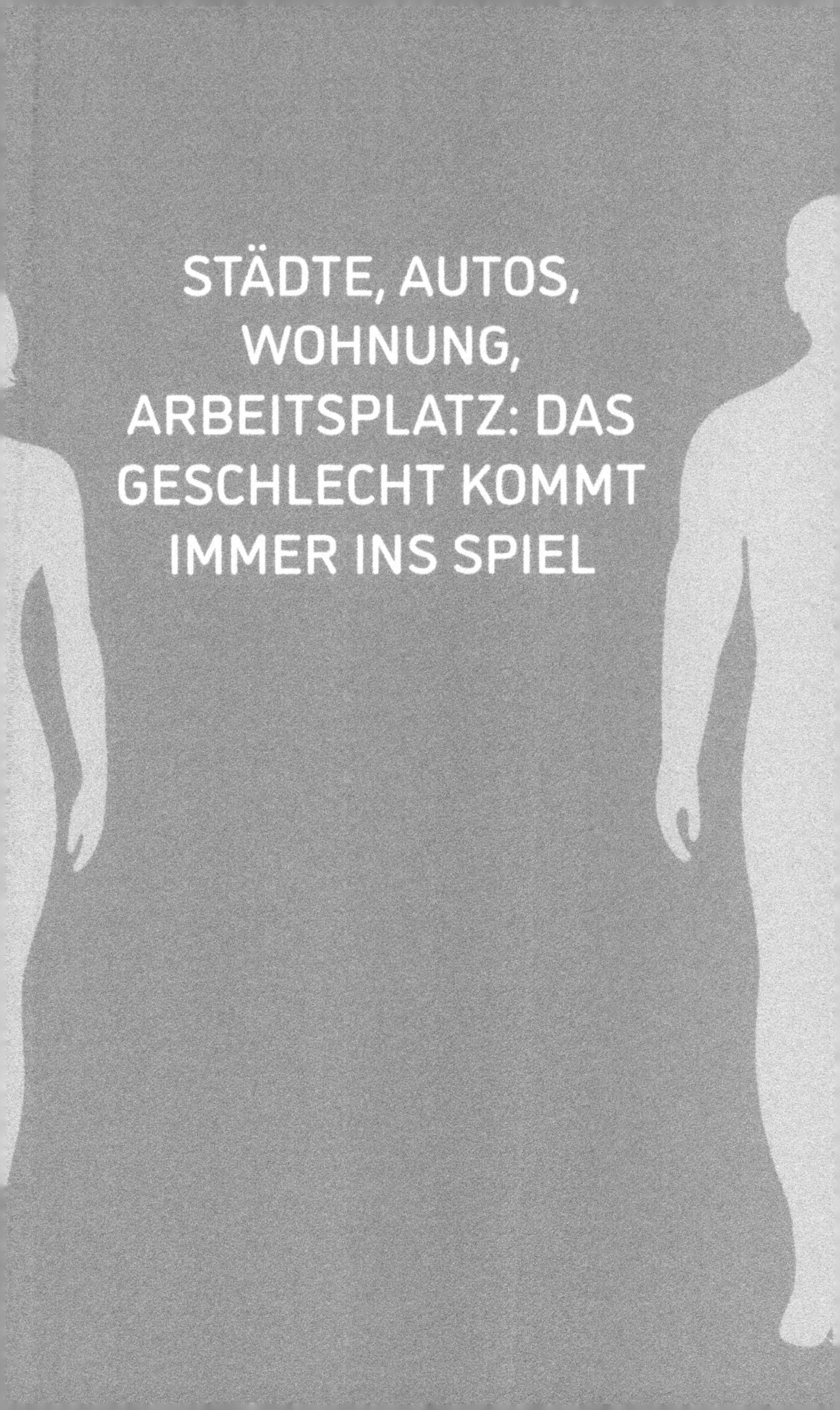
STÄDTE, AUTOS, WOHNUNG, ARBEITSPLATZ: DAS GESCHLECHT KOMMT IMMER INS SPIEL

Theater- oder Konzertliebhaber kennen das: In den Pausen drängen sich alle vor den Toiletten. Alle? Eigentlich nicht. Die Schlange steht vor dem »Damen-WC«. An der Autobahnraststätte das gleiche Bild, wenn ein Reisebus angekommen ist. Horror in der Urlaubsreisezeit.

Warum müssen Frauen eigentlich so oft aufs Klo? Haben sie den Tag über zu viel getrunken? Ist es Einbildung? Übertriebene Vorsicht?

Das sind die Tatsachen: Die weibliche Blase hat ein geringeres Fassungsvermögen – 200 bis 400 Milliliter – als die eines Mannes – 350 bis 550 Milliliter. Deshalb kommt es zu dem stärkeren Druck bei gefüllter Blase und zu häufigerem Harndrang. Zudem leiden viele vor allem jüngere Frauen an hartnäckigen und oft immer wiederkehrenden Blasenentzündungen, auch dies ist ein Anlass, häufiger die Toilette aufzusuchen. Bei anderen, auch älteren Frauen ist die Schwächung des Beckenbodens Grund für den Toilettengang.

Wer aufmerksam durch unsere Städte geht, wird feststellen: Es gibt generell zu wenige öffentliche Toiletten und von den vorhandenen sind etliche ausschließlich für Männer. So nimmt es nicht wunder, dass 2019 die britische Royal Society for Public Health (RSPH) forderte, auf ein öffentliches WC für Männer sollten zwei für Frauen kommen. Man führte als Beispiel Kommunen in den USA und Kanada an, wo ein Verhältnis von zwei zu eins gesetzlich vorgeschrieben sei.

Da wir selbst nicht mehr zu den Besuchern von Diskotheken und Open-Air-Rockkonzerten gehören, wissen wir nur aus zweiter Hand von unseren Kindern, dass auch hier die Klo-Frage mitunter kompliziert ist.

Aber je jünger und unkomplizierter das Publikum ist, umso unkonventioneller sind inzwischen die Lösungen gerade bei solchen Events: Das Herrenklo wird von den Frauen einfach und ohne Widerspruch mitbenutzt. Da ist es nicht mehr weit zur von manchen argwöhnisch beäugten Unisex-Toilette. Sie kann, klug angelegt, von allen in Anspruch genommen werden. Ist doch gut! Im weiteren Sinne Stadtplanung unter Geschlechtersicht.

DUMMIES SOLLTEN SEIN WIE MENSCHEN: VERSCHIEDEN!

Wenn sich Paare, Familien, Singles welchen Geschlechts auch immer ein Auto kaufen wollen, werden nicht selten, und so sollte es ja auch sein, zuvor die Testergebnisse zum gewünschten Fahrzeugtyp in den einschlägigen Zeitschriften oder im Internet nachgelesen. Sicherheit spielt für viele eine wichtige Rolle, selbstverständlich.

Um eine optimale – sichere – Anordnung der Sitze, Pedale, Nackenstützen, Gurte und Airbags in Neuwagen zu garantieren, machen die Hersteller Crash-Tests, bei denen Auffahrunfälle simuliert werden. Lebensgroße Puppen – Dummies – sind dabei die Autoinsassen. Sie sind, wir erinnern uns an die Testpersonen bei der Medikamentenentwicklung, männlich.

Der »50-Perzentil-Mann« ist der Standard-Dummy – mit einem »Mittelmaß« von 175 Zentimetern Körpergröße und 78 Kilogramm Gewicht, nach Meinung der Autoentwickler der personifizierte mitteleuropäische Durchschnittstyp. Wobei – rund 50 Prozent der männlichen Europäer sind größer, die andere Hälfte ist kleiner als dieser Typ.

Ein weiblicher Dummy – mit den Parametern eines weiblichen Körpers – ist zwar schon seit mindestens zehn Jahren im Gespräch, es gibt dazu schon mehrere

Entwicklungen, z. B. in Österreich und in Schweden, und übrigens, wir ahnen es, auf Anregungen von Expertinnen! Leider wird das weibliche Pendant bis jetzt kaum bei den Testversuchen der Autohersteller eingesetzt, wie Unfallforscher berichten.

Dabei wäre das so notwendig! Frauen erleiden bei Auffahrunfällen doppelt so oft ein Schleudertrauma wie Männer. Sie, wie generell kleinere Personen, tragen schwerere Verletzungen davon und sterben häufiger daran.

Frauen bewegen sich spontaner und abrupter. Im Auto verrenken sich ihre Nacken bei einem Aufprall stärker als die von Männern, der Rückstoß des Körpers erfolgt früher und fällt ebenfalls stärker aus.

Weil Frauen und kleinere Personen – Heranwachsende, Senioren – im Fahrzeug andere Sitzpositionen einnehmen als der »Durchschnittsmann«, kommt es zu höheren Belastungswerten an den Oberschenkeln, das Verletzungsrisiko ist auch an Füßen, Knien und Becken höher. Laut ADAC kann es zudem zu gravierenden bis lebensbedrohlichen Brustverletzungen bei Unfällen kommen. Solche Verletzungen sind bei Frauen um 30 Prozent häufiger als bei Männern.

Dabei ließen sich die Belastungswerte für die Extremitäten von Frauen und kleineren Menschen um das Fünffache senken. Dazu müssten allerdings Pedale so angeordnet werden, dass eine mittlere Sitzposition zum Lenkrad und ein größerer Abstand zum Armaturenbrett möglich werden. Deshalb ist ein konsequenter Einsatz von weiblichen Dummies in der Testphase angezeigt, damit ein Ende der maskulin-orientierten Ergonomie und Sicherheitstechnik beim Auto eingeläutet werden kann, fordern Unfallforscher und Unfallmediziner. Dem können sich zweifellos Autoinsassen – Frau und Mann – einfach nur anschließen. Und die Autokäuferin sollte beim Autokauf nicht nur auf Farbvorlieben und das Design fokussieren (was Frauen häufig nachgesagt wird und was Autohersteller gern aufgreifen), sondern, neben der Umweltverträglichkeit und dem sparsamen Verbrauch, auf »ihre« Sicherheit achten. Vielleicht fragen Sie einfach mal nach den Dummies!

DREH DOCH MAL DIE HEIZUNG HÖHER!

Es ist ein ewiges Streitthema in so mancher Partnerschaft, das pünktlich und verlässlich zur Heizperiode auftritt. Ihm ist zu warm und sie sucht dauernd nach der Strickjacke und meint: »Dreh doch mal die Heizung höher!«

Ist das alles »Geschmackssache«, wie viele behaupten?

Irrtum! Es geht auch hier um Geschlechterunterschiede. Deshalb lohnt sich ein Blick in die durchaus illustre Geschichte der Wärmebereitung.[35]

Margaret A. Wilcox ist eine der ersten weiblichen Maschinenbau-Ingenieurinnen. Die aus Chicago stammende Erfinderin meldete 1893 ihre neue Errungenschaft, eine Autoheizung, zum Patent an. Die amerikanische Erfinderin Alice H. Parker wurde durch die Ineffizienz der Kaminheizung in ihrer Wohnung in den kalten Winternächten New Jerseys angeregt, sich mit der regulierbaren Beheizung von Wohnhäusern mittels Erdgas zu befassen. 1919 wurde diese Erfindung zum Patent angemeldet. Viel mehr wissen wir nicht über die Frau, die als eine der ersten Afroamerikanerinnen studierte.

Und 1947 waren es gleich zwei Frauen, die Dover

Sun House entwickelten, ein Privathaus, das das ganze Jahr über mittels Solarenergie geheizt werden konnte: Maria Telkes, eine aus Ungarn stammende Biophysikerin, und die Architektin Eleanor Raymond. Ihre Idee, Sonnenenergie zur Wärmegewinnung zu verwenden, war, wir wissen es inzwischen, absolut zukunftsfähig.

Doch was hat es nun damit auf sich, dass Frauen im Allgemeinen rascher frieren als Männer?

MUSKELN WÄRMEN UND HÜFTGOLD ISOLIERT

Es gibt etliche biologische Gründe, warum Männer mit kühleren Temperaturen besser zurechtkommen.

Da ist zum einen die Tatsache, dass sie, begünstigt vom Testosteron, mehr Muskelmasse haben, kraftstrotzende 40 Prozent ihres Körpergewichts. Sie produziert Wärme. Bei Frauen beträgt die Muskelmasse nur etwa 25 Prozent. Sind sie noch dazu schlank, fehlt ihnen die »Isolierschicht«, die eigentlich ungeliebten Fettpölsterchen.

Der weibliche Körper wurde im Gegenzug von der Natur mit einem höheren Fettanteil ausgestattet (25 Prozent im Vergleicht zu männlich-durchschnittlichen 15 Prozent). Das Hüftgold hat zwar keine Ofenfunktion, aber immerhin isoliert es den Körper. Doch in Zeiten des Schlankheitsideals haben sich viele Frauen ihre Isolierschicht weggehungert. Sie produzieren weniger Wärme und strahlen noch dazu mehr ab. Was übrigens auch mit einer durchschnittlich geringeren Körpergröße zu tun hat.

Ein weiterer Fakt ist die dickere Oberhaut der Männer. Wenn sich die Blutgefäße bei niedrigeren Temperaturen zusammenziehen, vermindert das die Durchblutung der Haut. Die dünnere Frauenhaut kühlt ab. Unter etwa 15 Grad Außentemperatur werden dann – wohlgemerkt bei Frauen – nur noch vor allem die inneren Organe mit den vorhandenen Wärmereserven versorgt. Alles, was »außen« liegt, friert – Ohren, Nase, Füße, die ganze Frau.

Als eine biologische Erklärung für diese Unterschiede mag gelten: Frauen könnten schwanger sein, eine stabilere »Innentemperatur« würde das Kind schützen.

WIE VIEL GRAD BRAUCHT MAN ZUM DENKEN?

Dieses Kapitel birgt insofern eine hochaktuelle Komponente, als in unserem Alltag Frauen und Männer gemeinsam in Büroräumen sitzen. Das Kapitel »Fenster auf – Fenster zu« ist deshalb oft Auslöser für ein, nennen wir es zumindest belastetes Arbeitsklima. Und in Zeiten von gemeinsamem Homeoffice kann das wiederum die häuslichen vier Wände betreffen.

Räume, in denen Menschen arbeiten, sind normativen Vorschriften unterworfen, die, wir ahnen es bereits, auf die männliche Arbeitskraft ausgerichtet sind. So nimmt es nicht wunder, dass z. B. die deutsche Arbeitsstättenverordnung für sitzende Tätigkeiten, wie sie in Büros ausgeübt werden, eine Raumtemperatur von 20 Grad empfiehlt.[36] Übrigens natürlich nicht nur, um den männlichen Kollegen entgegenzukommen, denen das gerade angenehm erscheinen wird. Sondern auch aus energetischen und Kostengründen. Dass die Kolleginnen etwa fünf Grad mehr brauchen, um nicht zu klappern, bleibt unberücksichtigt.

Wie wichtig es allerdings wäre, hierbei neue Lösungen zu finden, zeigen Experimente Berliner und amerikanischer Wissenschaftler/innen: In warmen bis sehr warmen Räumen (über 30 Grad) erzielten die in Tests einbezogenen Studentinnen unter Zeitdruck bessere Leistungen in Kopfrechnen, Wortbildung und Logik als ihre männlichen Kommilitonen. Die wiederum brillierten bei Raumtemperaturen um die 20 Grad.

Interessant ist auch: Bei Frauen verbesserte sich die Leistung etwa bei Matheaufgaben mit jedem Grad Celsius mehr – bei Männern nahm sie mit jedem Grad ab.[37]

Wie kommt man aus diesem Dilemma? Sollen die einen schwitzen, die anderen frieren? Wie regelt man das in Klassenzimmern, Studienräumen, Bibliotheken, Hörsälen, Beamtenstuben, Großraumbüros? Ideen, noch dazu energetisch vertretbare, sind gesucht. Ein erster Schritt wäre: Problem erkannt!

ACHT STUNDEN SITZEN – ABER WIE?

Bleiben wir noch einen Moment bei den Geschlechtern am Arbeitsplatz. Bei Männern sind orthopädische Beschwerden, Rückenschmerzen laut aktuellen Gesundheitsberichten der Krankenkassen die häufigste Ursache für Krankschreibungen. Dass dabei vor allem solche Berufsgruppen betroffen sind, die körperlich sehr beansprucht sind, ist erklärbar, nehmen wir nur Rückenschmerzen im Lendenwirbelbereich, die beim Transport schwerer Lasten usw. entstehen. Auch Frauen in Pflegeberufen können davon ein Lied singen. Befördern Sie mal Personen mit Adipositas von einer Liege auf den OP-Tisch oder einfach nur in ein anderes Bett! Übrigens ist das tatsächlich ein Problem, das mit ständig steigendem Übergewicht der Bevölkerung an Bedeutung zunimmt.

Aber auch Frauen, die zu einem großen Teil in sitzenden Büroberufen tätig sind, belegen mit Rückenbeschwerden auf der Skala der Krankschreibungen einen der vorderen Plätze.

Das Problem beginnt schon sehr früh im Leben: in der Schule, an der Uni, in der Bibliothek. Für viele folgt: Rund 80.000 Stunden verbringt ein Büromensch – gleich welchen Geschlechts – während seines Berufslebens sitzend. Hinter dem Bank- oder Postschalter, am ärztlichen Schreibtisch, am Computer, im Callcenter, wo auch immer.

Braucht es einen Bürostuhl, der auf die Anatomie der Geschlechter zugeschnitten ist? Experten – Orthopädinnen, Arbeits- und Sportmedizinerinnen – sagen: unbedingt. Denn: Frauen sitzen anders als Männer. Ihr Körperschwerpunkt liegt aufgrund des unterschiedlichen Schulter- und Hüftskelettes tiefer als bei Männern. Organfunktionen wie die Verdauung – bei Frauen träger als bei Männern – stellen ebenfalls Ansprüche an die Sitzqualität.

Für den Kollegen am Schreibtisch nebenan spielt die Sitzposition auch eine Rolle. Dauerdruck und Quetschungen könnten bei ihm zur Unfruchtbarkeit führen!

Ob Chefs und Chefinnen bei der Gestaltung der Arbeitsplätze ihrer Mitarbeiterinnen und Mitarbeiter schon ausreichend auf solche »Besonderheiten« achten, ob sie überhaupt darum wissen? Fragen kostet nichts, nicht erst auf die nächste Krankschreibung wegen Rückenbeschwerden warten!

Übrigens lohnt ein Blick ins Internet, auf die Websites der Anbieter von Büromöbeln. Hier ist man offenbar schon weiter als die Automobilhersteller. Bürostühle, die für unterschiedliche Geschlechter konstruiert sind, gibt es bereits!

DAS SCHWIERIGE MITEINANDER

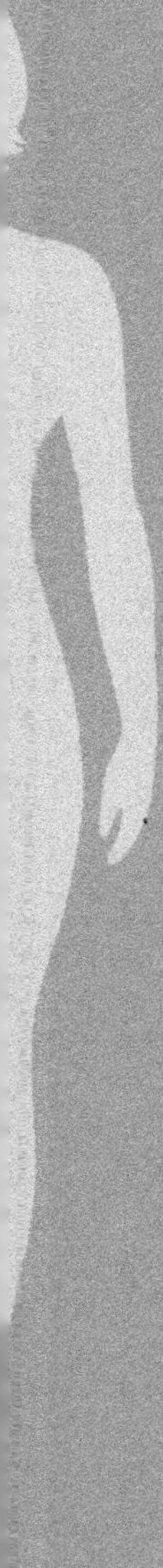

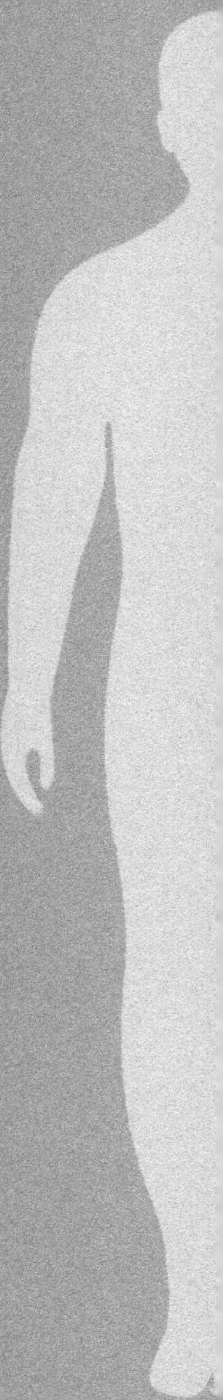

Die Gendermedizin, so haben wir es an vielen Stellen des Buches geschrieben und angezeigt, bringt allen Geschlechtern einen Nutzen. Es ist nicht nur ein anderer Name für Gynäkologie, ein Trostpflästerchen für oder gar ein großzügiges Geschenk an die Frauen.

Bemerkenswert dabei ist, dass es vor allem die Frauen in Forschung und Wissenschaft, an den Universitäten, in den Laboren und Kliniken sind, die den gendermedizinischen Push gaben und geben. Viele Expertinnen, von denen wir hier berichten, beweisen das sehr eindrucksvoll. Nicht *nur* deshalb, aber *auch* deshalb ist es wichtig, dass Frauen in der Forschung und der Medizin mitmischen. Und zwar nicht »nur« im Schwestern- oder Laborkittel, sondern auch am »Chefarzt«-Schreibtisch, in der Klinikleitung oder in der Vorstandsrunde.

Wussten Sie, dass …

… etwa 70 Prozent der Beschäftigten in den Gesundheitssystemen Europas weiblich sind? Mädchen und junge Frauen sind inzwischen im Medizinstudium in der Überzahl.

… aber nur 13 Prozent der Lehrstühle an Medizinischen Fakultäten Deutschlands von Professorinnen besetzt sind?

... Frauen vor allem in bestimmten Fachgebieten zu finden sind wie in der Frauen- und Kinderheilkunde, in der Inneren Medizin und der Geriatrie, als Haus- und Hautärztinnen oder in der Psychotherapie und Psychiatrie? Traditionell hoch angesehene medizinische Fächer wie die Chirurgie, die Kardiologie und Orthopädie, Neurologie oder die Radiologie werden in der Mehrzahl von Männern bestritten. Eine Frage des zu erwartenden wissenschaftlichen Ansehens oder des Einkommens ... Beides wohl irgendwie richtig.

DIE MEINUNG DER EXPERTINNEN IST GEFRAGT

Als die (Nicht-Virologen-)Welt Anfang 2020 zum ersten Mal von Corona und COVID-19 hörte, waren die ersten Wissenschaftler, die sich zu Wort meldeten, fast ausschließlich Männer. Leicht zu erklären aus der traditionellen Struktur von Wissenschaft und Medizin, aber auch dem geschuldet, was Medien erwarteten, wen sie fragten, zum Interview ins Studio einluden. Was aber verbarg, dass sich diese Strukturen durchaus in Veränderung befinden. Verschiedenen Initiativen wie zum Beispiel der deutschen MaLisa-Stiftung oder von Pro Quote ist es zu danken, dass sehr früh die Frage gestellt wurde, was denn Wissenschaftlerinnen zu Corona zu sagen hätten.

Es gab dann sehr rasch spürbare Veränderungen auch in den Medien. Virologinnen, Infektiologinnen, Epidemiologinnen, Physikerinnen, Soziologinnen, Pharmakologinnen, auch Gendermedizinerinnen mit Schwerpunkten wie Kardiologie und Diabetologie meldeten sich zu Wort. Einige von ihnen wurden in kurzer Zeit gefragte Gesprächspartnerinnen. Marylyn Addo, Infektiologin in Hamburg, Sandra Ciesek, Virologin aus Frankfurt am Main, die in diesem Buch schon mehrfach erwähnte Wiener Endokrinologin Alexandra

Kautzky-Willer, die Züricher Kardiologin und Gendermedizinerin Catherine Gebhard, Impfstoffentwicklerinnen wie Özlem Türeci, Frauen aus Forschungseinrichtungen, Kliniken, Gesundheitsämtern geben Interviews, nutzen Podcasts und Social Media, melden sich in der gesellschaftlichen Debatte um die Pandemie zu Wort.

Diese Frauen geben nicht nur ihre wissenschaftlichen Statements zum Virus oder zu Behandlungsstrategien ab. Sie weisen auch auf die Geschlechterunterschiede im Auftreten der Krankheit hin, auf deren Verlauf bei Männern und Frauen, nicht zuletzt auf die psychischen und sozialen Folgen der Erkrankung und des Lockdowns, die die Geschlechter unterschiedlich betreffen.

Auch an der Entwicklung von Impfstoffen waren sie, wie die erwähnte Wissenschaftlerin Özlem Türeci von Biontech oder Sarah Gilbert bei AstraZeneca, maßgeblich beteiligt. Man kann sicher sein, dass sie deren Wirkung auf die unterschiedlichen Geschlechter nicht aus den Augen verlieren werden. Und ebenso werden sie darauf dringen, dass die Erfahrungen aus der Pandemie für beide Geschlechter Fortschritte bringen.

ER UND SIE IN DER SPRECHSTUNDE

Menschen gehen aus unterschiedlichen Gründen, aber auf jeden Fall mit vielen Erwartungen in die Arztpraxis oder ins Krankenhaus. Sie möchten vor allem, dass ihnen geholfen wird. Macht es da etwas aus, ob die zu behandelnde Person eine Frau oder ein Mann, die behandelnde Person männlich oder weiblich ist?

Zu dieser Frage sind in den vergangenen Jahren viele Studien gemacht, Erfahrungen gewonnen und Meinungen von Expertinnen und Experten eingeholt worden. Unterschiede – mit Blick auf den jeweiligen Patienten – werden rasch sichtbar.

Viele Männer bevorzugen den »vermeidenden Stil«, so der Psychologen-Terminus aus der Bindungsforschung, der sich normalerweise auf Paarbeziehungen bezieht, aber auch auf die Arzt-Patienten-Beziehung angewendet werden kann. Anders gesagt: Männer halten sich bei Präventions- und Vorsorgeangeboten auffallend zurück – nach dem Motto: »Was ich nicht weiß, macht mich nicht heiß.« Und sie gehen erst zum Arzt oder zur Ärztin, wenn es gar nicht mehr anders geht. Dort berichten sie von sich aus nur das Notwendigste.

Dass Männer und Frauen bei gleichem Krankheitsgeschehen unterschiedlich agieren und reagieren, zeigt sich bei den Krankschreibungen – und damit auch in der Statistik. Frauen werden, weil sie früher zum Arzt gehen, häufiger krankgeschrieben. Die Dauer der Krankschreibung unterscheide sich bei Frauen und Männern, so die Statistik, im Prinzip nicht, aber, wir schrieben es schon: Männer sind bei Herz-Kreislauf-Erkrankungen häufiger arbeitsunfähig und bekommen dabei mehr Medikamente verordnet, bei Frauen gibt es mehr Medikamente und Krankschreibungen wegen psychischer Erkrankungen.

FÜR EINE SPRECHENDE UND ZUHÖRENDE MEDIZIN

Knapp acht Minuten – so lange dauert hierzulande im Durchschnitt eine Untersuchung beim Hausarzt oder bei der Hausärztin.[38] Ist es eine Medizinerin, können auch schon mal 30 Minuten zusammenkommen.

Besonders drastisch ist dieses »Zeitproblem« bei der Kommunikation mit älteren Patienten und solchen, die eine lebensbedrohliche Diagnose haben. Für viele ist zum Beispiel der Satz »Wir können Sie jetzt nur noch palliativ behandeln« in seiner ganzen Tragweite kaum verständlich. Heißt er doch: »Wir können nichts mehr für Sie tun.«

Die schwierige Arzt-Patienten-Kommunikation bietet neue Möglichkeiten für das Internet. Längst gibt es Websites, die Fachbegriffe aus dem Chefarztgespräch nach einer Operation, aus der Visite des Stationsarztes oder einem Arztbrief für Laien erklären. Allerdings ist es fraglich, ob dies einem achtzigjährigen Krebspatienten hilft, der keinen Zugang zu solchen Informationsmöglichkeiten hat.

Sich auf die Situation der oder des Kranken einzustellen, sich ihr oder ihm verständlich machen, auch auf Fragen einfühlsam antworten zu können, das ist vielleicht nicht jedem einfach so gegeben. Und Medizinstudierende lernen es leider auch nicht. Wir haben versuchsweise an zwei Universitäten nachgefragt. Üblich ist es zwar inzwischen, Gespräche mit Patientinnen und Patienten zu trainieren und Situationen zu simulieren. Dazu werden, neben Kommilitonen, zum Teil Laien gebeten, die Rolle des Patienten oder der Patientin zu übernehmen. Aber ob die Laien, wie im richtigen Leben, unbedingt zugeben, nicht alles, was im Gespräch über die Diagnose und die vorgeschlagene Therapie gesagt wird, verstanden zu haben? Und schon gar nicht werden unterschiedliche Lebenslagen bei Männern oder Frauen erfragt und in Betracht gezogen. Ein Student beschrieb uns ein solches Training am Patienten ein wenig sarkastisch so: Hauptsache, die medizinischen Bewertungen und Fachbegriffe stimmen ...

Gehen Frauen lieber zu einem weiblichen Arzt und bevorzugen Männer ihresgleichen? Das kann man sicher nicht genau sagen. Gibt es Unterschiede in der Behandlungsqualität, je nachdem, ob ein Mann oder eine Frau die ärztliche Behandlung vornimmt? Sicher nicht generell, aber in Nuancen schon.

Astrid Bühren, viele Jahre Präsidentin des Deutschen Ärztinnenbundes, ist überzeugt davon, dass Ärztinnen »zugewandter, fürsorglicher und empathischer«[39] seien als ihre männlichen Kollegen. Der niedergelassenen Fachärztin für Psychosomatische Medizin und Psychotherapie im oberbayrischen Murnau liegt die »sprechende Medizin« besonders am Herzen. Sie spiele, sagt Astrid Bühren, im Vergleich zu den zweifellos unverzichtbaren modernen differenzialdiagnostischen Methoden und bildgebenden Verfahren eine zu geringe

Rolle. Weil Ärztinnen ihren Patientinnen und Patienten mehr Zeit auch durch Zuhören und Nachfragen widmen, ist ihre Sprechstunde zeitfordernder. Eine kompetente Gesprächsführung, die Geschlechtsspezifika der Patientinnen und Patienten berücksichtige, sei ungeheuer wichtig für den Behandlungserfolg, meint Astrid Bühren.

Das habe aber einen unerfreulichen Haken: Die Arzt-Patienten-Interaktion, das Gespräch, genießt leider in unseren Gesundheitssystemen nicht die Wertigkeit, die es sicher verdient. Gespräche werden schlecht vergütet, daraus folgt: Ärztinnen, die mit ihren Patienten ausführlicher reden, können deshalb in der gleichen Arbeitszeit weniger Patienten betreuen als ihre Kollegen und verdienen unter anderem aus diesem Grund weniger als diese …

Männliche Ärzte bevorzugen nicht nur solche medizinischen Fächer, bei denen Medizintechnik und Apparatemedizin eine Rolle spielen, sondern sie nutzen diese auch überdurchschnittlich häufiger als ihre Berufsgenossinnen. Die Verwendung der eingesetzten Technik kann sehr gut abgerechnet werden, das sieht das System vor.

Apparate- versus sprechende Medizin? Dieser Streit wird mitunter heftig ausgetragen. Ganz sicher ist: Beides in richtigem Maße angewendet, ist gut für den Patienten, die Patientin.

Letztlich läuft es eigentlich auf eines hinaus: Entscheidend sollte es sein, den Arzt, die Ärztin seines Vertrauens zu finden, mit denen gemeinsam die beste Therapie gefunden wird. Unabhängig vom Geschlecht.

GENDERMEDIZIN – DAS WÄRE EIN REVOLUTIONÄRER EINSTIEG

Ist das, was wir bisher gehört haben, alles, was wir über Männer und Frauen, ihre Gesundheit und ihre Krankheiten wissen können? Längst nicht. Es gibt so viel zu tun.

Wie sieht es zum Beispiel mit der Alzheimer-Krankheit aus? Alzheimer tritt meist im Alter auf. Und da scheint die Antwort auf der Hand zu liegen – da Frauen älter werden, erkranken sie auch häufiger als Männer an dieser Krankheit. Schon mit 65 Jahren haben sie ein fast doppeltes Risiko, Alzheimer zu bekommen. Gérard Nisal Bischof vom Forschungszentrum Jülich machte als Ursache geschlechtsspezifische Unterschiede bei der Ablagerung des Tau-Proteins aus. Tau-Proteine sind ein normaler Bestandteil von Nervenzellen. Zerfällt eine Nervenzelle, bilden sich Ablagerungen zu sogenannten Tau-Fibrillen. Diese sind neben anderen charakteristisch für die Alzheimer-Krankheit.[40]

Sprachen wir nicht weiter vorn davon, dass Autoimmunerkrankungen vor allem Frauen beträfen? Das ist nicht der Weisheit letzter Schluss! Männer werden lediglich seltener und später diagnostiziert, zum Beispiel mit Blick auf Lupus erythematodes. »Sie kriegen nicht diese roten Bäckchen und kalten Fingerspitzen, wie die Ärzte sie bei Frauen typischerweise bei dieser Bindegewebserkrankungen kennen – und suchen oft nicht weiter nach anderen Ursachen für die vorhandenen Entzündungserscheinungen«, erzählt die Gendermedizinerin Sabine Oertelt-Prigione, die in einer Reihe europäischer Gendermedizin-Forschungsprojekte mitarbeitet. Das sei doppelt problematisch, weil Autoimmunerkrankungen bei Männern meist schneller voranschritten als bei Frauen.

RAUS AUS LABOREN UND HÖRSÄLEN – IN DIE PRAXIS

Spannende Veränderungen können – und sollten wir – bei Rehabilitationsprogrammen erwarten oder, ganz umgangssprachlich, bei den »Kuren«, ob vorbeugend verordnet oder nach einem Krankenhausaufenthalt. Wer schon einmal bei einer »Reha« war, weiß es: Egal, ob Sportkurs, Ernährungsberatung, Autogenes Training: In der Regel sind alle dabei. Die Behandlungskonzepte haben im ambulanten wie im stationären Bereich bisher quasi alle Betroffenen, Frauen wie Männer, über einen Kamm geschoren. Es stellt sich natürlich auch die Frage, ob das mit dem Wissen zur Gendermedizin nicht neu gedacht werden muss.

Die Münchner Sozialsoziologin Ursula Härtel hat dazu schon vor Jahren gemeinsam mit den Ärztinnen und Ärzten einer Reha-Klinik im Alpenvorland ein Frauentherapie-Programm für die Wiederherstellung der Gesundheit nach Herzerkrankungen entwickelt. Es ist abgestimmt auf das Alter – meist höher als das der betroffenen Männer –, auf Lebensumstände und Begleiterkrankungen der Patientinnen. Auch bei der Rehabilitation anderer Erkrankungen – denken wir an den Bewegungsapparat oder an die Genesung nach psychischen Störungen wie Depression – braucht es in der

Gruppe den »geschützten Raum« für unterschiedliche Geschlechter und Altersgruppen. Man sucht sie in der Gesundheitslandschaft noch vergebens.

Ein weiterer Aspekt: Welchen Einfluss wird der Klimawandel auf die Gesundheit der unterschiedlichen Geschlechter haben? Welche noch bisher unbekannten Viren lösen welche Krankheiten bei Frauen und Männern aus und wie kann dem – geschlechterspezifisch, personalisiert – entgegnet werden? Wie werden Telemedizin und Künstliche Intelligenz das Gesundheitssystem verändern, vielleicht differenzierter gestalten? Medikamente, Therapien punktgenau auf Gruppen von Patienten und Patientinnen oder – das große Ziel – auf die konkrete Person zu entwickeln, das ist die große Vision. Gendermedizin ist ein Weg zu dieser personalisierten Medizin.

Und als Patient, als Patientin kann man nur hoffen, dass dieser Weg gefunden und begangen wird. Wirklich?

Marek Glezerman ist da anderer Meinung. Der israelische Arzt, Mitbegründer und viele Jahre Präsident der Internationalen Gesellschaft für Gendermedizin, ist ungeduldig, wünscht sich eine breite politische und vor allem auch gesellschaftliche Initiative. Der Gynäkologe Glezerman spricht von einer »Graswurzelbewegung«, die, ganz wichtig, von Patientinnen und Patienten ausgehen müsse. Was er damit meint: Erkenntnisse der Gendermedizin gehören rasch heraus aus Laboren und Hörsälen hinein in die Arztpraxen und Krankenhäuser. Sie sollen ein Teil des Gesundheitswissens vieler Menschen sein. Patientinnen und Patienten müssen eine

Behandlung einfordern, die ihrem Geschlecht, ihrer Lebenslage entspricht. Dazu, sagt Glezerman, sind natürlich nicht nur weitere Forschungen, sondern vor allem noch viel Information notwendig, in den Medien, bei Veranstaltungen. Aber es lohnt sich, denn es geht um die Gesundheit jedes Einzelnen.

MITDENKEN MACHT SINN – PANTA RHEI

Wissenschaft entwickelt sich und mit ihr die Gesellschaft und das ist gut so. Und sie erweitert ihr Wissen, faktisch stündlich. Nicht immer stimmt das noch, was wir in der Schule gelernt oder vielleicht erst gestern gelesen haben, mit der Wahrheit von heute oder gar morgen überein. Nicht jede Meinung ist »richtig«, auch wenn sie uns gerade so gut gefällt.

Das möchten wir vor allem denjenigen Leserinnen und Lesern auf den Weg geben, die sich gern auf das berufen, was sie einmal gehört oder gelesen haben. Es gibt die ewige Wahrheit nicht. Die Erde ist keine Scheibe. Sicher hat der antike Philosoph Heraklit auch das gemeint, als er, der Legende nach an einem fließenden Wasser sitzend, schrieb *panta rhei, alles fließt,* alles ist in Bewegung, in Veränderung ...

Alles ist im Wandel, immer kommt neues Wissen hinzu, manches erweist sich als Irrweg, Altes verschwindet. Manchmal zu Recht, manchmal zu Unrecht.

Das sollte in unserer Zeit eine Binsenweisheit sein. Umso erstaunlicher ist es, dass einige eigentlich allseits gebildete, aufgeklärte Europäer sich gerade in schwierigen Zeiten, wir reden von der Pandemie, so wissenschaftsfeindlich zeigten. Die es Wissenschaftlern übelnahmen, dass sie diese oder jene aktuelle Erkenntnis oder Empfehlung nach kurzer Zeit revidierten. Dass sie sich stritten, einander widersprachen. Dass Maßnahmen entschärft oder verschärft wurden und es immer wieder neue Nachfragen, Studien, Streitfragen und Meinungsstreit, auch Kontroverses gab. Das ist der Erkenntnisprozess, das ist Wissenschaft. Vertrauen ist dabei ebenso wichtig wie Hinterfragen, Dinge so weit wie möglich verstehen wollen. Dass dies auch im 21. Jahrhundert nicht immer leicht ist, haben wir erlebt.

Bücher, besonders über Wissenschaft, letztlich auch über Medizin und in unserem Fall über Gendermedizin, können deshalb immer nur eine Momentaufnahme sein, einen jeweils aktuellen Wissensstand wiedergeben. Auch auf Ratgeberbücher trifft das zu. Sie zu lesen, entbindet den Leser, die Leserin nicht, selbst auf dem neuesten Stand zu bleiben. Möglichkeiten dafür gibt es genug. Das mag anstrengend sein, aber niemand kann uns davon befreien, wenn wir mündige Patientinnen und Patienten sein möchten.

Wir wünschen uns, auch wenn Ihnen das jetzt vielleicht merkwürdig erscheint, dass in einigen Jahren Gendermedizin, heute ein revolutionär erscheinender Schritt, nur noch in Zusammenhang mit Medizingeschichte genannt wird. Als ein Kapitel in der Entwicklung der medizinischen Wissenschaften auf dem Weg hin zu einer Medizin, die jedem Menschen weitgehend gerecht wird. Seiner Biologie, seinem Geschlecht, seiner Herkunft, seiner Lebensweise im Kontext mit vielen anderen Faktoren. Das könnte zu schaffen sein. Zum

Beispiel durch Wissenschaftsförderung und Wissensakzeptanz, durch Digitalisierung (und damit effektiver Nutzung von Daten für Medizin und Gesundheit), mit Bildungsinitiativen und Kommunikation. Und der Bereitschaft jedes Einzelnen und jeder Einzelnen, sich auf diesen Prozess einzulassen.

Was Sie als Leserinnen und Leser selbst dazu beitragen können? Sie können sich informieren, Entscheidungen hinterfragen oder darüber diskutieren, das Gespräch mit dem Arzt, der Ärztin dazu suchen, nichts einfach hinnehmen, was nicht einleuchtend oder mit Ihrem Leben schwer vereinbar scheint. Seien Sie der eine Grashalm, der mit anderen zu einer Bewegung zusammenwächst!

ANHANG

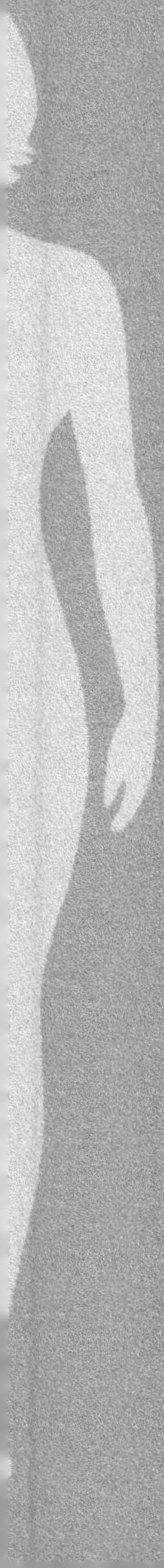

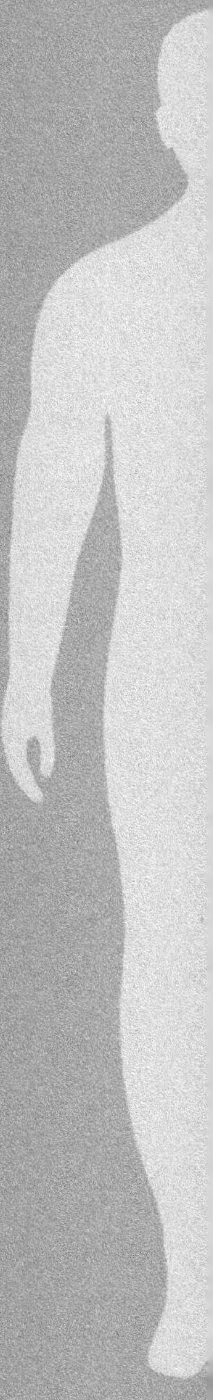

QUELLENVERZEICHNIS

Die Zitate, die nicht eigens gekennzeichnet sind, stammen aus den Veröffentlichungen, Interviews oder Gesprächen mit den Autoren.

ENDNOTEN

1 Zitate aus: Karen Nolte: Gelebte Hysterie – Erfahrungen, Eigensinn und psychiatrische Diskurse im Anstaltsalltag um 1900, Campus Verlag, 2003, S. 225
2 S. Freud, Studien über die Historie, 1895, s. a. Brockhaus Enzyklopädie, 19. Auflage, zehnter Band „Hysterie“
3 Zitiert nach: Dr. Nasser Zahedi, „Hysterie durch wandernden Uterus“, in ÄP NeurologiePsychiatrie, 1_2009
4 Autor: Samuel Spencer Wallian, Rhythmotherapy; a Discussion of the Physiologic Basis and Therapeutic Potency of Mechano-vital Vibration: To which is Added a Dictionary of Diseases with Suggestions as to the Technic of Vibratory Therapeutics, 1906/Kindle Edition 2015
5 Halle: Marhold 1900
6 Johanna Elberskirchen: Feminismus und Wissenschaft, 1903, S. 4
7 Klopstockhaus, städtisches Museum Quedlinburg
8 Zitate aus unseren Niederschriften zu unserer Reportage zur 525-Jahrfeier der Universität Greifswald (1981 für die „Wochenpost“, Quelle: Universitätsarchiv)
9 ebenda

10 Eve's Rib: The New Science of Gender-Specific Medicine and How It Can Save Your Life, Harmony, 2002
11 Jürgen Nakot, National Geografic, 7/2012; https://www.nationalgeographic.de/tiere/grundrechte-fuer-menschenaffen
12 Umfrage der Apotheken Umschau, 2011
13 JAMA Oncol. 2019;5(10):e191870. doi:10.1001/jamaoncol.2019.1870
14 Science Media Center Deutschland, 02.12.2017
15 „Lorenzo's Oil", USA 1992, Regie: George Miller, Drehbuch: George Miller, Nick Enright
16 „Yentl", USA 1983, Regie: Barbra Streisand, Autor: Isaac Bashevis Singer
17 Kongress der amerikanischen Herzgesellschaft, 11. November 2017
18 New England Journal of Medicine, September 2015
19 Statistisches Bundesamt, Pressemitteilung Nr. 416 vom 30. Oktober 2018 und 14. DGE-Ernährungsbericht, Presse, DGE aktuell 28/2020 vom 24.11.2020, https://www.dge.de/presse/pm/immer-mehr-schwangere-sind-zu-dick/
20 Kautzky-Willer im Gespräch mit Annegret Hofmann
21 Diabetes weltweit
22 Gerald Hüther, Männer – Das schwache Geschlecht und sein Gehirn, Vandenhoeck & Ruprecht, 2009
23 „Brain Connectivity Study Reveals Striking Differences Between Men and Women" in PennMedicine News, 02.12.2013, https://www.pennmedicine.org/news/news-releases/2013/december/brain-connectivity-study-revea

24 zitiert nach: PNAS 2015; published ahead of print November 30, 2015
25 Cell Reports, 2018; doi: 10.1016/j.celrep.2018.08.001
26 Studie: Fischer AG, Danielmeier C, Villringer A, Klein TA, Ullsperger M (2016) Gender influences on brain responses to errors and post-error adjustments. Scientific Reports (in press). Link zum Paper: www.nature.com/articles/srep24435
27 Frauengehirn reagiert stärker auf Grosszügigkeit als Männergehirn, Universität Zürich, Medienmitteilung 09.10.2017, https://www.media.uzh.ch/de/medienmitteilungen/2017/Frauengehirn-Grosszuegigkeit.html
28 Diskussionsforum „Geschlechterperspektive in der Medizin“, München 05.07.2013, https://gendermed.info/Expertinnen-Diskussion_Muenchen.0.42.1.html
29 https://flexikon.doccheck.com/de/Psychische_Störung
30 https://www.dak.de/dak/download/gesundheitsreport-2016---warum-frauen-und-maenner-anders-krank-sind-2108968.pdf
31 Diskussionsforum „Geschlechterperspektive in der Medizin“, München 05.07.2013, https://gendermed.info/Expertinnen-Diskussion_Muenchen.0.42.1.html
32 odysso – Wissen im SWR, SWR Fernsehen, 6.6.2019, 22:00 Uhr, https://www.swr.de/wissen/odysso/broadcastcontrib-swr-33566.html
33 ebenda
34 Quelle https://www.scinexx.de/news/biowissen/stress-das-geschlecht-macht-den-unterschied/
35 https://wirtschaftdirekt.at/2020/04/27/erfinderinnen-die-uns-waermen/

36 Siehe: Arbeitsstätten-Richtlinie Raumtemperaturen (ASR 6) Zu § 6 der Arbeitsstättenverordnung, Abschnitt 3. Lufttemperaturen in Arbeitsräumen https://www.arbeitssicherheit.de/schriften/dokument/0%3A143614%2C2.html

37 plos one, 22.05.2019, https://journals.plos.org/plosone/article/related?id=10.1371/journal.pone.0216362

38 www.stiftung-gesundheitswissen.de, 17.12.2020

39 https://www.kvb.de/nachwuchs/arzt-in-praxis/praxis-und-familie/gastkommentar-dr-buehren/

40 Bischof hat für diese Überlegungen den Kurt Kaufmann-Preis 2018 der Alzheimer Forschung Initiative e.V. erhalten. https://www.alzheimer-forschung.de/aktuelles/meldung/kurt-kaufmann-preis-verliehen-dr-gerard-nisal-bischof-in-koeln-geehrt/